Kolloidales Gold

Das alternative Heilmittel, das Entzündungen lindert und das Immunsystem stärkt.

Ben Sieger

Inhaltsverzeichnis

1. Einleitung

Gold. Allein der Klang dieses Wortes polarisiert, weckt Emotionen und Wünsche.
Der Anblick verzaubert seit jeher durch seine glitzernde Ausstrahlung.
Schon in der 5000 Jahre alten Schrift, dem Srimad Bhagavatam, wird Gold als ein dezentraler Ort für vielerlei Sünden definiert.

Das Elixier des Lebens oder der Stein der Weisen, der Glaube, Edelmetalle könnten heilen - und sogar zur Unsterblichkeit führen - wurde über Jahrtausende weitergegeben und studiert.
Dass Gold neben seinem allseits bekannten Wert, auch über allerlei heilende Eigenschaften verfügt, ist eher unbekannt. Zumindest in den westlichen Breitengraden.
Kolloidales Silber ist hierzulande mittlerweile vielen bekannt.
Kolloidales Gold war bis dato noch eher als Insidertipp zu verorten.

Während echte Alchemie durch Änderung der Protonen in gewöhnlichen Metallen wie Blei zu einem Edelmetall wie Silber oder Gold erfolgt, werden kolloidale Edelmetalle in mikroskopisch kleine Teilchen aufgelöst und in Flüssigkeit (gewöhnlich Wasser) suspendiert. Der Alchimist Paracelsus, der davon ausging, dass seit biblischen Zeiten Gold oral eingenommen wurde, schuf im 16. Jahrhundert "trinkbares" Gold (Aurum Potabile), von dem er glaubte, dass es die menschliche Gesundheit auf verschiedene Weise verbessern könnte.

Kolloidales Gold wurde also bereits in der Geschichte als besonderes Heilmittel angesehen. Weil es eine natürliche Ressource ist, konnte es im vergangenen Jahrhundert nicht patentiert werden, und die Unternehmen konzentrierten sich auf den neuen Anstieg von firmeneigenen Antibiotika, obwohl im Gegensatz zum heutzutage klassisch, allopathischen Antibiotikum der Mensch keine Resistenz gegen kolloidale Mineralien aufbauen kann.

Skeptiker behaupten jedoch, dass kolloidale Produkte nicht nur unwirksam sind (insbesondere gegen lebensbedrohliche Krankheiten), sondern sie behaupten, dass sie unterschiedliche Mengen an Gold- und Mikroorganismen enthalten können. Befürworter von kolloidalen Mineralien legen nahe, dass es sich dabei um reine Panikmache handelt, die von pharmazeutischen Unternehmen getrieben wird.

Während die Gesundheitsbehörde die Verwendung von kolloidalem Gold nicht direkt reguliert, sind die Produkte allgemein als sicher anzusehen und werden in Naturkostläden angeboten oder einfach zu Hause mit Generatoren hergestellt - üblicherweise mit einem Paar Goldelektroden bzw. Münzen in Zusammenhang mit einer Stromquelle.
Ähnlich dem Vorgang der Herstellung von kolloidalem Silber.
In Wasser eingetaucht, verteilen sich mikroskopische Partikel im Wasser.

Nerven und Gedächtnis profitieren von Gold

Kolloidales Gold verbessert vor allem **Gedächtnis** und **kognitive Funktionen**.
Generell erfährt das **Nervensystem** als Ganzes, merkliche Unterstützung, sodass unter anderem Einsätze im Falle von **Alzheimer** und **Parkinson** angeraten werden. Stress wird deutlich reduziert - bis hin zum Absenken des **Blutdrucks**, Kopfschmerzen werden gelindert und die allgemeine Gesundheit verbessert, da Gold als wichtiger Bestandteil von verschiedenen Stoffwechselprozessen agieren kann. Enorme Erfolge erzielt Gold bei der Behandlung von **rheumatoider Arthritis**, sowie auch im Kampf gegen **Krebs**.

Mentale Fähigkeiten: Erinnerungsvermögen, Gefühlswelt, Stimmungen

Während kolloidales Silber antibakterielle und antivirale Eigenschaften auf grobstofflich, körperlicher Basis bietet, um bestehende Krankheiten zu bekämpfen und zukünftige Infektionen verhindern zu können, hilft Gold also vor allem, die feinstofflichen, geistigen Fähigkeiten zu verbessern, den Körper zu entspannen und zu beleben. Mentale Fähigkeiten wie Erinnerungsvermögen sowie auch die Gefühlswelt und Stimmungen, als Teil des Geistes, sind darin eingeschlossen. Die beliebte Kombination von beiden Kolloiden als Langzeitanwendung ist jedoch völlig akzeptabel, da beide nicht toxisch sind und außerdem nicht miteinander in Konflikt stehen. Insbesondere bei der Anwendung zwecks Behandlung des arthritischen Formenkreises ist eine Kombination beider Stoffe angeraten.

Gold wirkt erwärmend

Ein wichtiger Unterschied zwischen beiden Mitteln besteht darin, dass Silber kühlt und bei zu hoher Dosierung starke Kühlung im Blutkreislauf verursachen kann, hingegen Gold sich erwärmend auf den Stoffwechsel auswirkt. In vielen traditionellen Heilsystemen wird vor allem Frauen zur Anwendung von Gold aufgrund der ausgleichenden wärmenden Funktionen für den weiblichen Stoffwechsel geraten.
Außerdem ist hervorzuheben, dass sich kolloidales Gold deutlich stabiler in der Lagerung verhält, da Gold immun gegen Oxidation aus der umgebenden Luft ist.

Fettleibigkeit ist eine andere Gesundheitsbedingung, gegen die kolloidales Gold verwendet wird. Materia Medica wurde von den Ärzten Nilo Cairo und A. Brinckmann verfasst. Kolloidales Gold wurde als das Mittel Nr. 1 gegen Fettleibigkeit eingestuft.

Fettleibigkeit, Verdauungsstörungen, Durchblutungsstörungen und Verbrennungen

Andere traditionelle Anwendungen für kolloidales Gold umfassen die Haut, verjüngen träge Organe und gelten als Heilmittel für Verdauungsstörungen, Durchblutungsstörungen und Verbrennungen. Früher wurde Gold sogar als Aphrodisiakum verwendet.
Angesichts der jüngsten Antibiotikaresistenzen kehren einige Menschen zu kolloidalen Mineralien zurück, um ihre Gesundheit zu

verbessern, und mehrere klinische Studien unterstützen ihre Wirksamkeit gegen Infektionsbekämpfung im Allgemeinen.

Heute bestätigt die Forschung zu kolloidalem Gold das fortgeschrittene Verständnis von Gold, die Kulturen wie die Ägypter und Inder schon vor Tausenden von Jahren hatten.

Spirituelle Erleuchtung

Die alten Schriften haben gezeigt, dass die Pharaonen Brot mit einatomigem Gold erhielten, wenn sie als würdig für die spirituelle Erleuchtung galten. Es wurde angenommen, dass es zu wichtig sei, um es "normalen" Menschen zu geben, da es angeblich ein erhöhtes Bewusstsein und eine längere Lebensdauer verleihe.

Die alten priesterlichen Wissenschaftler waren sich der Verbesserungen, der einatomigen Elemente, die selbige im menschlichen Körper und in der DNS bewirken würden, bewusst, und gaben dem "Auserwählten" den Sinn, den Geist in einen höheren Entwicklungszustand zu versetzen.

Wie nun genau kolloidales Gold wirkt und wie beziehungsweise für welche weiteren Zwecke es eingesetzt wird, soll im Weiteren beschrieben werden.

2. Historie

Kurzer Abriss über die abendländische Beziehung zum Element Gold:

4000 v. Chr.: In Osteuropa wird begonnen, Gold zu Modezwecken zu verwenden, sowie um Objekte zu dekorieren
2500 v. Chr.: Goldschmuck wurde im Grab von Djer, König der ersten ägyptischen Dynastie gefunden
1200 v. Chr.: Die Ägypter beherrschen die Kunst, Gold auch in Blatt zu schlagen und Legierungen mit anderen Metallen für Härte und Farbvariationen einzusetzen
1091 v. Chr.: Kleine Quadrate aus Gold werden in China als Geldform verwendet
Ungefähr 700 v. Chr.: erste Hinweise für die Anwendung von Gold in der Zahnheilkunde bei den Etruskern
300 v. Chr.: Griechen und Juden des alten Alexandriens fangen an Alchemie zu praktizieren, die Suche nach unedlen Metallen zur Umwandlung in Gold wird vorangetrieben
200 v. Chr.: Die Römer erhalten Zugang zum Goldabbaugebiet Spaniens
50 v. Chr.: Die Römer geben eine Goldmünze namens Aureus heraus

1284: Venedig stellt den goldenen Dukaten vor, der bald zur beliebtesten Münze der Welt wird
1659: Johann Rudolf Glauber produziert kolloidales Gold durch die Reduktion von Salz durch Zinnchlorid zu "Goldpurpur"
1679 - 1689: Johann Kunckel benutzt Goldpurpur für seine Glasarbeit in Potsdam
Goldpurpur ist bis heute die beliebteste Farbe für Porzellan und Töpferei.

Die chemische Natur des Goldpurpurs war jedoch eine Herausforderung für die Wissenschaftler des 19. Jahrhunderts.

Um 1897, fast 250 Jahre nach seiner Entdeckung, findet Richard Zsigmondy, ein Chemiker, der an Goldkolloiden bei der Glashütte in Jena arbeitet, heraus, dass das Purpur aus kolloidalem Gold und Zinnsäure besteht. Er erhielt 1925 dafür den Nobelpreis für Chemie.
Circa 1850: Michael Faraday bereitet reines kolloidales Gold unter Verwendung von Phosphor, um es zu Goldchlorid reduzieren. Er erkennt, dass die Farbe aufgrund der geringen Größe der Kolloide entsteht. Im 18. und frühen 19. Jahrhundert wurde die Verwendung von Gold in der Medizin fast vergessen. In der Mitte des 19. Jahrhunderts wurde Gold in der

Syphilistherapie verwendet.

Um 1880 verwendete das Keeley-Institute in den USA Gold zur Heilung von Alkoholismus.

1890: Robert Koch entdeckt die in vitro bakteriostatischen Eigenschaften von Gold.

Heutzutage ist die medizinische Verwendung von Gold fast ausschließlich auf die Behandlung von
rheumatoide Arthritis begrenzt.

Mystische Kräfte

Gold werden legendäre Kräfte nachgesagt. Ob jemand nach dem Heiligen Gral, dem Goldenen Vlies oder der Gans, die das goldene Ei gelegt hat, sucht, übt Gold seit Jahrtausenden eine geheimnisvolle Anziehungskraft auf Menschen aus.

Gold in der Medizin

Die Menschheit hat den Glanz des Goldes mit dem warmen, lebensspendenden Licht der Sonne verbunden. In Kulturen, die die Sonne vergötterten, repräsentierte Gold seine irdische Form. Die frühesten Aufzeichnungen über die Verwendung von Gold für medizinische und Heilzwecke kommen aus Alexandria, Ägypten. Vor über 5000 Jahren nahmen die Ägypter Gold für mentale und körperliche Reinigung. Gold wurde hauptsächlich für seine magisch-religiösen Kräfte in der Medizin verwendet und spielte fast keine Rolle in der rationalen Therapie bis ins späte Mittelalter. Warum? Es gab keine Möglichkeit, Gold aufzulösen. Die besonderen Eigenschaften von Gold machten es schwierig, es medizinisch zu verwenden.

Summa perfectionis magisterii

Um 1300 n. Chr. veröffentlichte Geber (Pseudonym für den islamischen Alchemisten Jābir ibn Hayyān,) seine "Summa perfectionis magisterii", die die Zubereitung von Königswasser beschreibt.

Einer Mischung aus Salzsäure und Salpetersäure, die löslich ist, mit dem Zwecke Gold aufzulösen.

Auf der Suche nach der reinsten Substanz

Alchemisten befanden sich in der Hoffnung, die Geheimnisse der "reinsten irdischen Substanz" kennenzulernen und vielleicht das Elixier zu extrahieren, das jedes Metall in Gold verwandeln oder einem alten Mann die verlorene Jugend zurückgeben könnte. Jetzt, da Gold löslich ist, ist es für die Medizin wichtiger geworden. Arnald von Villanova (1235 - 1311): "Gold ist ein Wunder der Natur. Es reinigt die Substanz des Herzens und die Quelle des Lebens." Beziehung zwischen Sonne, Gold und Herz: Gold repräsentiert die Kraft der Sonne auf Erden und das Herz war das physiologische Äquivalent der Sonne und wärmte den Körper!

Die fünf Elemente und die Quintessenz

Die Entdeckung von Königswasser inspirierte die europäischen Alchemisten, nach dem
fünften Element (neben Erde, Luft, Feuer und Wasser) zu suchen, der "Quintessenz",
die die Eigenschaften eines Stoffes enthielt. Durch Auflösungs- und Destillationsprozesse versuchte der Alchemist, diese Quintessenz aus irdischen Elementen wie Blut oder Gold zu isolieren.

Aurum potabile - trinkbares Gold

Trinkbares Gold wurde jedoch erst, wie zuvor erwähnt, bei Paracelsus zu einer gängigen Medizin
(1493 - 1541): Aurum potabile zur Behandlung von Melancholie macht ein glückliches Herz.
Im frühen 17. Jahrhundert begann Gold ernsthaft als offizielle Droge eingesetzt zu werden.
Es gab seit jeher eine große Kontroverse über seinen Wert.

Warum also die ganze Negativpresse?

Goldnanopartikel haben aufgrund ihrer einfachen Synthese, chemischen Stabilität und einzigartigen optischen Eigenschaften ein enormes wissenschaftliches und technologisches Interesse geweckt. Proof-of-concept-Studien zeigen die biomedizinischen Anwendungen in der chemischen Sensorik, biologischen Bildgebung,

Arzneimittelabgabe und Krebsbehandlung. Das Wissen über die potenzielle Toxizität und die Auswirkungen auf die Gesundheit durch Gold ist von wesentlicher Bedeutung, bevor diese Nanomaterialien in einem realen klinischen Umfeld eingesetzt werden können. Darüber hinaus sind die zugrunde liegenden Wechselwirkungen dieser Nanomaterialien mit physiologischen Flüssigkeiten ein Schlüsselmerkmal für das Verständnis ihrer biologischen Auswirkungen. Aus dieser Perspektive heraus diskutieren wir aktuelle Ergebnisse, die die Toxizität von Goldnanopartikeln sowohl in vitro als auch in vivo behandeln.

Produktion von Nanomineralien

Seit den frühen 1990er Jahren haben weltweit enorme Anstrengungen zur Produktion vieler Arten von Nanomaterialien geführt (Alivisatos 1996; Tervonen et al. 2009). Das Interesse an Nanomaterialien ist ein Ergebnis der extremen Abhängigkeit der Eigenschaften (elektrisch, magnetisch, optisch, mechanisch usw.) von der Partikelgröße und -form im 1 - 100-nm-Bereich. Diese interessanten neuen Eigenschaften auf der niederen Ebene der Nanoskala sind die Grundlage der verschiedenen Anwendungen des Nanomaterials.

Die 1 - 100 nm-Skala ist für biologische Grenzflächen von Interesse; zum Beispiel können Objekte mit einem Durchmesser unter 12 nm die Blut-Hirn-Schranke überwinden (Oberdorster et al. 2004; Sarin et al. 2008; Sonavane et al. 2008), und Objekte von 30 nm oder weniger können von Zellen endozytiert werden (Conner und Schmid 2003). Mit diesen Eigenschaften ist es nicht verwunderlich, dass die biomedizinischen Anwendungen von Nanomaterialien zunehmend untersucht werden (Ferrari 2005; Rosi und Mirkin 2005; Han et al. 2007; Jain et al. 2008; Murphy et al. 2008b).

Auswirkungen von Nanomaterialien allgemein unbestätigt

Die Auswirkungen dieser Nanomaterialien auf die menschliche Gesundheit und die Umwelt gelten für die offizielle Wissenschaft, die von der monetären Elite als das Zugpferd vor den Karren der

Gesellschaft gespannt wurde, weiterhin als unklar (Colvin 2003; Maynard et al. 2006; Nel et al. 2006; Helmus 2007). Im letzten Jahrzehnt sind jedoch immer mehr wissenschaftliche Berichte erschienen, die dieses Thema eingehender beleuchten, mit dem Ziel, die Wechselwirkungen zwischen verschiedenen Arten von Nanopartikeln und Zellen als Funktion von Größe, Form und Oberflächenchemie des Nanomaterials zu verstehen (Lewinski et al. 2008). Leider sind aufgrund der Variabilität der Parameter, wie der physikalischen und chemischen Eigenschaften des Partikels, des Zelltyps, der Dosierungsparameter und der verwendeten biochemischen Analysen keine einfachen Schlussfolgerungen aus den vorliegenden Studien entstanden.

Darüber hinaus ist die Mehrzahl der wissenschaftlichen Berichte, die die zellulären Auswirkungen von Nanomaterialien untersuchen, in vitro, weit weniger komplex, um die reale Situation in vivo nachahmen und somit besser verstehen zu können.

Die "Nanotoxizität" verschiedener Nanomaterialien war Gegenstand von exzellenten Reviews. Um diese Perspektiven etwas deutlicher zu fokussieren, heben wir einen spezifischen Typ von Nanopartikeln hervor: Gold.

Nanoskalige Goldpartikel zeigen ein großes Potenzial als fotothermische Therapiemittel, sowie als bildgebende Mittel in lebenden Systemen, wie nachstehend beschrieben wird.

In den meisten dieser bildgebenden und therapeutischen Anwendungen sind die Goldpartikel ~ 5 nm oder größer. Bei Größen, größer als ~ 5 nm ist die allgemeine Annahme, dass Gold, wie die Masse, chemisch inert ist. Die chemische Reaktivität von Goldpartikeln mit Durchmessern unter 3 nm unterscheidet sich jedoch höchstwahrscheinlich von den beiden Organogoldkomplexen und größeren Goldnanopartikeln.

Die Farbe von kolloidalem Gold ist nicht golden

Gold im Nanomaßstab kann rot, blau, grün oder braun erscheinen. Diese Farben entstehen durch Wechselwirkung von Leitungsbandelektronen in den metallischen Nanopartikeln mit dem elektrischen Feldvektor des einfallenden Lichts. Abhängig von der Größe, der Form und dem umgebenden Medium des Goldnanopartikels, induziert ein relativ schmaler Bereich von Frequenzen des einfallenden Lichts eine Resonanzbandelektronenschwingung. Diese Resonanz wird als lokalisierte Oberflächenplasmonresonanz bezeichnet, die im sichtbaren und nahinfraroten Bereich des Spektrums für Goldnanopartikel auftritt, je nach Form und Größe jeweils unterschiedlich

Gold gegen Hunderte von Pathogenen wirksam

In den frühen 1900er Jahren bewies die Forschung, dass Gold gegen Hunderte von Pathogenen wirksam ist. Es wurden vermehrt andere Goldverbindungen angewendet, die nicht ätzend waren. Dann wurde festgestellt, dass kleinere Goldpartikeln, durch Ausfällen aus chemischen Verbindungen von Gold hergestellt werden können, welche einen höheren Wirkungsgrad aufgrund der Tatsache aufweisen, dass es Hunderte Male so viele Partikel von einer bestimmten Menge an Gold und dementsprechend eine enorm gesteigerte Reaktionsfläche gab.

Schließlich wurde herausgefunden, dass Gold auf seine Atomgröße reduziert werden kann.

Eine positive elektrische Ladung unter Wasser sorgt nach dem sogenannten "Breddigs-Prozess" für diese Reduktion. Dies produziert Tausende von Partikeln und fügt auch eine positive Ladung hinzu, die die Wirksamkeit spürbar erhöhte. Darüber hinaus wurden keine nachteiligen Nebenwirkungen gezeigt. Es wurden keine Probleme verursacht, auch bei längeren hoch dosierten Anwendungen. Es war nicht ätzend, im Gegenteil förderte es die Heilung im Allgemeinen. Es wird manches Mal von allergischen Hautreaktionen bei oberflächlichem Auftragen von Goldprodukten wie Salben berichtet.

Das im allgemeinen so hergestellte Mittel war sehr wirksam für Infektionen aller Art.

Diese Substanz wurde als "kolloidales Gold" bekannt.

Es kann billig produziert werden, aber ist seinen Preis absolut Wert, für diejenigen, die es anwenden und noch nicht wissen, wie man es selber herstellt. Auf diesen Aspekt wird im Weiteren eingegangen, da es weniger als 50 Euro Investition kostet, einen eigenen Generator für kolloidales Gold herzustellen.

Das Wort "Gold" erweckt sofort den Gedanken an etwas sehr Teures bei den meisten Menschen. Dies trifft beim kolloidalen Gold nur teilweise zu, und zwar in dem Falle, dass man es komplett käuflich erwirbt, anstatt sich ein Gerät zur Produktion von kolloidalem Gold anzuschaffen, bzw. bestenfalls selbst eines baut.

Penicillin und Sulfate sind patentierbar

Als Nächstes wurden Penicillin und Sulfate entwickelt, die patentiert werden konnten und daher einen hohen Wert für die Pharmaunternehmen darstellen.
Darauf folgten bald kontinuierlich neue Antibiotika aus Richtung der Pharmaunternehmen. Jedes gilt als wirksam gegen bestimmte Krankheitserreger, normalerweise jedoch nicht mehr, als ein halbes Dutzend. Im Gegensatz zu Gold sind fast keine Antibiotika wirksam gegen Viren, Hefepilze oder Parasiten. Die chemischen Antibiotika halten sich gut und sind in der Regel nach längerer Zeit genauso wirksam. Dies und die Tatsache, dass sie patentiert werden konnten, Gold als natürlich vorkommende Ressource jedoch nicht, führt dazu, dass sich die Produzenten leisten konnten, chemische Antibiotika stark zu fördern.

Dies sind Hauptfaktoren bei der allgemeinen Einführung der Antibiotika.
Allerdings zeigten die Antibiotika bald verschiedene Nebenwirkungen von unterschiedlichem
Kaliber. Einige der Nebenwirkungen sind fast immer vorhanden, während die meisten nur
gelegentlich erscheinen. Aber einige dieser gelegentlichen Nebenwirkungen sind so ernst wie der Tod. Es gibt Tausende von Patienten pro Jahr, die an einer allergischen Reaktion auf Penicillin sterben, obwohl dieses allgemein als eines der sichersten und

bewährtesten Antibiotika gilt. Eine erschreckende Tatsache ist, dass viele dieser Todesfälle für Patienten äußerst überraschend erfolgt, die Penicillin genommen haben und sich zuvor keinem Risiko bewusst waren.

Drastische Nebenwirkungen, selbst bei den "sichersten" Antibiotika

Bald nach der Einführung der neuen Antibiotika wurde festgestellt, dass bestimmte Bakterien Immunität gegen das Antibiotikum entwickelten.
Einige entwickelten die Immunität sehr schnell, während andere es sehr langsam taten. Heute sind viele der Krankheiten, die eigentlich leicht von Antibiotika behandelbar sein sollten, nicht mehr behandelbar, auch nicht durch neuartige Antibiotika.
Die Forscher haben keine neuen Ersatzprodukte mehr, sodass bestimmte Krankheiten gänzlich unbehandelbar werden.

Resistenzen, bis hin zur vollkommenen Immunität

Diese Probleme haben mittlerweile die ganze Ärzteschaft erfasst, einige bis hin zur ausgewachsenen Panik. Die Ausgabe vom 28. März 1994 von Newsweek brachte einen sechsseitigen Artikel "Antibiotika, das Ende der Wunderdroge? Der Anstieg der medikamentenresistenten Keime ist einzigartig in der aufgezeichneten Geschichte ", so Newsweek." Penicillin und Tetracyclin verloren ihren Nimbus schon längst. Ein anderes Antibiotikum, Methicillin, lieferte eine Weile Schutz, aber methicillinresistente Erreger sind heute in Krankenhäusern üblich. Goldelektroden, die mit geringen Stromimpulsen eingesetzt werden, um kolloidales Gold herzustellen, sind um ein Vielfaches wirksamer als jedes andere Mittel im Falle dieser Resistenzen. Es scheint, als würde geradezu mit der Gesundheit der Menschen gespielt, indem Substanzen, deren Auswirkungen scheinbar nicht kontrollierbar sind, verabreicht werden.

Pharmaindustrie kontrolliert Informationsfluss

Nach Kenneth Feather, einem FDA-Beamten (amerikanische Gesundheitsbehörde): "Es ist wahrscheinlich schockierend für Menschen, die nicht wissen, dass eine nahezu totale Kontrolle besteht, die die Pharmaindustrie auf den Informationsfluss von Medizin ausübt."

Man mag sich über diese "Medizinische Mafia" wundern.
Denn ist es nicht interessant, dass ein neues Arzneimittel im Fernsehen beworben wird und Nebenwirkungen wie Schwindel, Durchfall, Krämpfe usw. - eine sehr lange Liste wird aufgeführt - und es dennoch von den Gesundheitsbehörden gebilligt und sanktioniert wird?
Worum geht es also? Das Monopolisieren der Gesundheitsindustrie. Es ist ein Spiel, das sich um Macht und Geld dreht.

Kolloidales Gold ist allgemein zugänglich und nicht zu patentieren

Kolloidales Gold ist allgemein zugänglich und nicht zu patentieren. Also wirft es wenig Gewinn für große Unternehmen ab. Und dazu kommt: Natürlich lieben die Medien Kontroversen und Sensation. Die Journalisten, die negative Presse über kolloidales Gold schreiben, haben sicherlich keine direkte Forschung oder Experimente durchgeführt.
Diese negativen Berichte sind nichts anderes als Panikmache. Das kolloidale Gold, das heute über die Elektrolysemethode gewonnen wird, ist absolut harmlos.

Gold zur Prävention im Katastrophenfall

Man kann Nahrungsreserven und Wasservorräte anlegen, die einen unbeschadet durch eine Katastrophensituation bringen. Viele wählen Silber und / oder Gold als Währungsreserve. Vielleicht einige Verteidigungswaffen. Aber medizinische Hilfe für verschiedenste Krankheiten wird oftmals im Ernstfall nicht mehr verfügbar sein.

Unter diesen Bedingungen werden Krankheiten und Infektionen schneller als gewöhnlich überhandnehmen. Gewöhnliche Erste-Hilfe-Lieferungen reichen offensichtlich nicht immer aus. Aber es gibt gute Nachrichten, betreffend den Einsatz von kolloidalem Gold.

Gold hilft Krebspatienten

Dr. Bjorn Nordstrom vom Karolinska-Institut in Schweden verwendet seit vielen Jahren Gold in seinen Krebsbehandlungen.
Er sagt, dass dies eine schnelle Remission bei Patienten, die von anderen Ärzten aufgegeben wurden, bewirkt.

Wie erklärt sich das?

Einige Wissenschaftler spekulieren, dass Krebs durch einen Virus verursacht wird. Es wurde jedoch kein substanzieller Beweis dafür gefunden, außer bei Katzen.

3. Anwendungsbeispiele

Kolloidales Gold im Falle von Arthritis

Arthritis hat epidemische Ausmaße erreicht und ist bei schätzungsweise bei einem von drei Erwachsenen in den Vereinigten Staaten zu verzeichnen. Ähnliche Tendenzen sind in den weiteren Industrieländern zu beobachten. Tino Mantella, Präsident der Arthritis-Foundation, sagt: "Arthritis ist die häufigste Ursache für Behinderungen und betrifft mehr Menschen als je gedacht." Obwohl wir Arthritis mit dem Altern assoziieren, haben fast zwei Drittel der an Arthritis leidenden Menschen noch nicht das Alter von 65 Jahren erreicht. In vielen Fällen gibt es natürliche Behandlungen, die Arthritis stoppen oder bedingt wirksam sein können, und bei der Verringerung der generellen Bedingungen, sowie der Schmerzen helfen, insbesondere, wenn Mainstreammedikamente und Behandlungen bereits gescheitert sind.

Das Wort "Arthritis" bedeutet wörtlich Gelenkentzündung (arthr = Gelenk, itis = Entzündung). Arthritis kann lähmend sein und das Leben einer Person schwer beeinträchtigen. Es handelt sich dabei um eine degenerative Erkrankung der Gelenke, die Schmerzen verursacht und die Beweglichkeit einschränkt. Je nach Art der Arthritis können die Gelenke auf unterschiedliche Weise ihre Flexibilität verlieren. Zum Beispiel könnte ein Verlust der Flexibilität auf eine Entzündung, einen Verlust der Knorpelelastizität, einen Mangel an Synovialflüssigkeit, eine Autoimmunität (wenn sich der Körper selbst angreift) oder eine Infektion zurückzuführen sein. Obwohl selten, sind auch Jugendliche und junge Erwachsene betroffen.

Arthrose ist die häufigste Art von Arthritis und ist mit dem Altern verbunden. Osteoarthritis kann jedoch auch nach einer Verletzung auftreten. Bei dieser Art von Arthritis verliert der Knorpel seine Elastizität. Ein Knorpel wirkt wie ein Stoßdämpfer, und wenn er beschädigt wird, strecken sich Sehnen und Bänder. Dies kann so stark ausgeprägt sein, dass die Knochen des Gelenks gegeneinander reiben und starke Schmerzen verursachen. Der Ausbruch von Osteoarthritis ist allmählich. Zu den Symptomen zählen neben Schmerzen vor allem Steifheit, insbesondere am Morgen, und ein Verlust an Flexibilität.

Es wird angenommen, dass rheumatoide Arthritis eine Autoimmunantwort ist. Diese Art von Arthritis beinhaltet den Angriff der Synovia (der Synovialmembran), was wiederum Schwellungen, Entzündungen und Schmerzen verursacht. Deformität kann auftreten, wenn sie unbehandelt bleibt. Obwohl diese Art von Arthritis auch mit dem Alter verbunden ist, kann sie in seltenen Fällen, wie erwähnt, junge Erwachsene und Kinder betreffen.

Bei einem Kind kann es zu intermittierendem Fieber, Anämie und Appetitlosigkeit kommen, was zu Gewichtsverlust führen kann.

Septische Arthritis (infektiöse Arthritis) wird durch eine Infektion in der Synovialflüssigkeit und im Gelenkgewebe verursacht. Fieber, Entzündungen und Schwellungen können vorhanden sein.

Arthritis wirkt sich bei jedem Menschen anders aus. Die meisten Betroffenen berichten davon, dass sie manchmal "gute" und manchmal "schlechte" Tage haben. In den meisten Fällen muss eine Person nicht auf einen aktiven Lebensstil verzichten. Mit der richtigen Übung und natürlichen Heilmitteln kann Arthritis kontrolliert oder sogar beseitigt werden und die Auswirkungen auf das Leben der Person können bis auf ein Minimum reduziert werden.

Wenn Sie Arthritis haben, ist das, was Sie essen, sehr wichtig. Rohes Obst und Gemüse, zusammen mit Lebensmitteln, die Omega-3-Fettsäuren enthalten, sollten im Mittelpunkt stehen. Lebensmittel, die reich an Omega-3-Fettsäuren sind, umfassen außerdem Sardine, Hering, Forelle, Thunfisch und Lachs. Wobei aufgrund ethischer und auch ökologischer Standpunkte, die heutzutage viel belasteten Meerestiere, nicht unbedingt als Hauptquelle von guten Fetten angeraten werden können. Es ist eher angeraten, hochqualitative kalt gepresste Öle, wie zum Beispiel von Leinsamen zu sich zu nehmen. Fettreiche Lebensmittel wie rotes Fleisch sollten vermieden werden. Eine gesunde und ausgewogene Ernährung ist wichtig für eine

Person mit Arthritis. Denken Sie daran, dass überschüssiges Gewicht zusätzlichen Druck auf die betroffenen Gelenke ausübt. Vielfach wird Entlastung von Arthritis empfunden, indem einfach ungesunde Nahrungsmittel aufgegeben und einige unerwünschte Pfunde verbrannt werden.

Knochen und Gelenke können aufgrund eines Mangels an Vitaminen und Mineralien degenerieren. Ein Multivitamin- und Mineralstoffpräparat in bester Qualität und mit vollem Spektrum wird dazu beitragen, den Gelenken die notwendigen Nährstoffe zu geben, um sich selbst zu erhalten. Mineralien sind so wichtig wie Vitamine, weil sie die Bausteine von Enzymen sind, die für die Verwertung von Vitaminen notwendig sind. Gute Verdauung ist entscheidend für die richtige Aufnahme von Vitaminen und Mineralien.

Einen Angriff gegen Arthritis auf voller Front durchzuführen, wird vielleicht die besten Ergebnisse bringen, ist jedoch sehr aufwendig. Ein hochwirksames Naturheilmittel gegen Schwellungen, Schmerzen, Infektionen und Entzündungen ist Gold in seiner kolloidalen Form.

Kolloidales Gold kann Entzündungen reduzieren und Arthritisschmerzen lindern. Es wurde berichtet, dass der regelmäßige Verzehr von kolloidalem Gold die Beweglichkeit bei arthritischen Gelenken erhöht.

Goldsalze (Aurothiolate), die einst die primäre Therapie für aktive rheumatoide Arthritis darstellten, haben in den letzten Jahren wegen des offensichtlichen Mangels an Langzeitwirksamkeit, toxischen Nebenwirkungen und verzögertem Wirkungseintritt in ihrer Verwendung abgenommen.

Einer postulierten Hypothese folgend, dass der Wirkstoff in Aurothiolaten kolloidales Gold ist, das durch In-vivo-Disproportionierung mit anschließender Clusterung von monoatomischem Gold erzeugt wird, und dass die Nebenwirkungen auf die Aurothiolate selbst und das durch die Disproportionierung erzeugte dreiwertige kationische Gold zurückzuführen sind, wurde die folgende Studie aufgebaut.

Einfach ausgedrückt, wenn dieses Postulat zutrifft, würde man erwarten, dass kolloidales Gold therapeutische Wirkungen bei rheumatoider Arthritis zeigt und dabei keine Nebenwirkungen aufweist.

Aufbau der Studie:

10 Patienten (6 Frauen, 4 Männer, Durchschnittsalter $50 \pm 3,16$ mit langjähriger erosiver rheumatoider Arthritis) erhielten eine orale Dosis von 30 bis 60 mg pro Tag an kolloidalem Gold. Klinische Untersuchungen wurden wöchentlich durchgeführt und Laboruntersuchungen in den Wochen 1, 2 und 4 durchgeführt. Die Goldtoxizität wurde durch Befragung des Patienten hinsichtlich Pruritus, Hautausschlägen, Geschwüren im Mundraum, metallischem Geschmack, gastrointestinalen Störungen beurteilt. Außerdem fand eine Überprüfung auf einen Abfall der Leukozytenzahl, Hb, Thrombozytenzahl, BUN, Kreatinin oder Eosinophilerhöhung statt, sowie ein Test des Urins auf Proteinurie. Die Wirksamkeit wurde durch einen Test für Gelenkweichheit und Schwellungen bewertet: Steifheit, der modifizierte Gesundheitsbeurteilungsfragebogen (MHAQII)) von T. Pincus und ein ESR wurden eingesetzt.

Ergebnisse:

Statistisch signifikante Verbesserungen wurden bei jeder wöchentlichen Untersuchung bezüglich der Gelenkschmerzhaftigkeit und Schwellung gefunden, beginnend mit der ersten Woche von 58,8 bis 18,2 ($p < 0,01$) für die Empfindlichkeit; 42,5 bis 15,9 ($p < 0,01$) für die Schwellungen. Die Gelenkschwellung wurde bis Woche 4 weiter auf einen Wert von 13,0 ($p < 0,001$) reduziert. Die Müdigkeit der Patienten nahm im Laufe des Monats von 5,32 auf 3,35 ($p < 0,05$) ab und nach einer Woche war ein Gefühl der Befriedigung der 3,1 bis 2,5 ($p < 0,01$) vorherrschend.

Es wurden keine Labortests zur Bestimmung der Goldtoxizität notiert. Ein Patient berichtete von 2 Tumoren, die während der Therapie deren Schmerzen abklingen ließen. 8 von 10 Patienten sprachen deutlich positiv auf kolloidales Gold an.

Fazit:

In dieser Pilotstudie von 10 Patienten mit langjähriger erosiver rheumatoider Arthritis erwies sich kolloidales Gold (Aurasol-tm) als schnell wirkend (innerhalb einer Woche) durch Verringerung der Gelenkschmerzhaftigkeit und Schwellung, ohne Nebenwirkungen, verbessertes Gefühl der Befriedigung bei der Fähigkeit, Aktivitäten auszuführen und Ermüdungserscheinungen zu reduzieren.

Die Studie wurde für ein Jahr fortgesetzt und belegte die zuvor aufgeführten Erfolge mit kolloidalem Gold.

Kolloidales Gold und Krebs (in Kombination mit DMSO)

Goldnanopartikel töten Lymphome ohne Chemotherapie

Lymphome können bis zu ihrem Tode ausgehungert werden, indem man ihnen das vorenthält, was ihnen als Lieblingsnahrung erscheint: High-Density-Lipoprotein (HDL) -Cholesterin.

Ein neues Nanopartikel erscheint der kanzerösen Lymphomzelle wie eine bevorzugte Mahlzeit von natürlichem HDL. Wenn das Partikel in die Zelle eingreift, wird es verstopft und blockiert das Eindringen von Cholesterin. Ohne wesentliche Nährstoffe stirbt die Zelle schließlich ab.

Das B-Zelllymphom ist abhängig von der Aufnahme an natürlichem HDL, von dem es den Fettgehalt wie Cholesterin ableitet.

Das Nanopartikel, das ursprünglich als mögliche Therapie für Herzerkrankungen entwickelt wurde, ahmt die Größe, Form und Oberflächenchemie natürlicher HDL-Partikel genau nach. Sein Hauptunterschied ist ein 5-nm-Goldpartikel im Kern. Wenn das Nanopartikel mit menschlichen B-Zell-Lymphomzellen inkubiert oder zur Behandlung einer Maus mit einem menschlichen Tumor verwendet wird, saugt die schwammige Oberfläche des Goldpartikels das Cholesterin aus der Zelle, und der Goldkern verhindert, dass die Zelle mehr Cholesterin absorbiert.

Natürliches HDL tötet die Zellen weder ab noch hemmt es das Tumorwachstum. Nanopartikel sind essenziell, um die Lymphomzelle auszuhungern.

C. Shad Thaxton, MD, von Northwestern Medicine, dem ursprünglichen Entwickler des HDL-Nanopartikels, hielt einen Vortrag, an dem Leo I. Gordon, MD, ebenfalls von Northwestern, teilnahm. Gordon wusste, dass Patienten mit fortgeschrittenen Formen von B-Zelllymphomen manchmal einen verminderten Cholesterinspiegel aufzeigen, und er suchte nach neuen Wegen, um Patienten entsprechende Medikamente zu verabreichen. Er kontaktierte Thaxton und begann die Zusammenarbeit, die zu dieser Veröffentlichung in Proceedings der National Academy of Sciences führte.

Sie testeten die HDL-Nanopartikel allein und die HDL-Nanopartikel, die Krebsmedikamente transportieren. Überraschenderweise war das Nanopartikel ohne Medikamente genauso wirksam bei der Abtötung der B-Zell-Lymphomzellen.

"Wir dachten, das ist merkwürdig. Warum brauchen wir die Medizin nicht? " erinnerte sich Gordon.

Das war der Zeitpunkt, an dem die Wissenschaftler begannen, den Mechanismus zu untersuchen, durch den die HDL-Nanopartikel an den HDL-Rezeptoren der Lymphomzellen haften und den Cholesterintransport manipulieren. Darüber hinaus zeigten Patientenproben, die von Mitarbeitern der Duke University für die Studie analysiert wurden, dass Lymphomzellen bei Patienten eine Überproduktion dieser HDL-Rezeptoren im Vergleich zu normalen Lymphozyten aufwiesen.

Thaxton und Gordon waren ermutigt durch ihre frühen Daten, die zeigen, dass die HDL-Nanopartikel für andere menschliche Zellen, die normalerweise von HDLs, normalen menschlichen Lymphozyten oder Mäusen angegriffen werden, nicht toxisch erscheinen. Da Goldnanopartikel in geringen Größen und Formen hergestellt werden können, sind sie ausgezeichnete Gerüste für die Herstellung synthetischer HDLs, die den in der Natur vorkommenden sehr ähnlich sind.

Tiefer gehende Erforschung vom Einsatz kolloidalen Goldes

Der Hauptgrund für die Erforschung dieser Behandlung ist, dass es sehr, sehr preiswert ist. Viele Menschen, die umfangreiche orthodoxe Krebstherapien hatten durchführen lassen, haben praktisch kein Geld für alternative Krebsbehandlungen. Geschweige denn Zeit und Energie. Daher müssen kostengünstige und dennoch hochwirksame Krebstherapien entwickelt werden.

Diese Behandlung ist von Grund auf so konzipiert, dass sie sanft und sicher ist und Krebszellen schnell in normale Zellen zurückverwandelt werden.

Sobald man versteht, was Krebs an erster Stelle verursacht, wird man verstehen, dass Krebszellen ebenso in normale Zellen umgewandelt werden können.

Krebszellen in normale Zellen umwandeln, hat viele Vorteile gegenüber dem Töten von Zellen

Diese Art der Behandlung hat viele Vorteile gegenüber Behandlungen, die die Krebszellen einfach stupide abtöten. Durch die Rückführung von Krebszellen in normale Zellen entstehen bei der Behandlung weit weniger Rückstände und Toxine, die von toten Krebszellen erzeugt werden. Somit kann diese Behandlung viel schneller wirken als normale Krebsbehandlungen. Und es birgt weitere Vorteile, Krebszellen in normale Zellen umzuwandeln.

Weniger Rückstände, weniger Toxine

Die "Overnight Cure for Cancer" (die OCC) hat sich als sehr effektiv erwiesen. Die OCC besteht aus zwei Behandlungen, der DMSO / Kolloidales-Gold-Behandlung und der DMSO / Chlordioxidbehandlung. Beide Behandlungen sind für sich hervorragend. Hier wird spezifisch auf Erstere eingegangen.

Das Ziel dieser Behandlung ist es, genauso effektiv wie die Behandlung des erwähnten OCC zu sein, aber nicht annähernd so intensiv. Mit anderen Worten, der Zweck dieser Behandlung ist es, ein "sanftes OCC" zu schaffen.

Diese Behandlung ist also völlig sicher und basiert auf einer sehr soliden Krebstheorie.
Man kann viel, viel höhere Dosen von DMSO verwenden, als in dieser Behandlung verwendet werden. Die empfohlene Menge von kolloidalem Gold für diese Behandlung wurde also bereits in viel höheren Dosen als von diesem Artikel empfohlen, sicher und ohne Probleme verwendet.

Was verursacht Krebs?

Was verursacht Krebs? Die meisten Menschen glauben, dass es DNA-Schäden sind, die Krebs verursachen. Während DNA in seltenen Fällen negative Auswirkungen auf die Stärke des Immunsystems eines Menschen haben kann, hat DNA normalerweise absolut nichts mit der Entstehung von Krebs zu tun.

Die Tatsache ist, dass Krebs durch eine spezielle Art von Mikroben verursacht wird, die in normale Zellen eindringt und die Zellen krebsartig macht.

Krebszellen bilden sich eigentlich auf zwei Arten:
1) Ein spezieller Typ von Mikroben kann in eine normale Zelle eindringen.
2) Eine Zelle, die bereits krebsartig ist und bereits viele dieser Mikroben hat, teilt sich.

Es gibt tatsächlich andere Wege, auf denen sich Krebszellen bilden können, aber eine Diskussion dieser Umstände geht weit über den Umfang dieses Buches hinaus.

Eigentlich hat jeder Mensch Krebszellen in seinem Körper. Das Immunsystem tötet diese im Allgemeinen jedoch sicher ab. Doch ein geschwächtes Immunsystem und viele andere Dinge können es Krebszellen ermöglichen, das Immunsystem zu überwinden. Aber die eigentliche Bildung von Krebszellen wird ausschließlich durch Mikroben verursacht, die in normale Zellen gelangen.

Dr. Royal Rife erforschte in den 1930er Jahren die Beziehung zwischen Mikroben und Krebs intensiv. Er infizierte Mäuse mit einem Virus und in 100 Prozent der Fälle bekamen die Mäuse Krebs.

Dr. Rife schlug ein Heilmittel gegen Krebs vor, das nur diese Mikroben tötete.
Seine Heilung war zu 100 Prozent erfolgreich. Beachten Sie jedoch, dass seine Heilung nicht die Absicht hatte, Krebszellen zu töten oder DNA zu reparieren (die in den 1930er Jahren noch nicht entdeckt worden war). Sein einziges Ziel war es, Mikroben in den Krebszellen abzutöten. Sobald die Mikroben in den Krebszellen tot waren, konnten die Krebszellen wieder in normale, differenzierte Zellen zurückkehren.

Dr. Rife war sich bewusst, dass die kritischen Mikroben, die getötet werden mussten, in den Krebszellen waren. Das Elektromedizingerät, das er verwendete, tötete Mikroben innerhalb und außerhalb von Krebszellen.

Nicht alle natürlichen Substanzen gelangen normalerweise in die Zellen, daher ist es für natürliche Substanzen fast unmöglich, die Mikroben in den Krebszellen abzutöten. Natürliche Substanzen können Krebszellen töten und das Immunsystem aufbauen, aber sie können im Allgemeinen keine Mikroben innerhalb der Krebszellen töten.

Wie verursachen Mikroben Krebs?

In einer normalen Zelle stammt die Energie der Zelle aus der Produktion von ATP-Molekülen in den Mitochondrien. Die Produktion von ATP ist die Energie in der Zelle und ist das Ergebnis einer Folge von chemischen Reaktionen:

1) Glukose tritt in die Zelle ein
2) die Glukose wird in Pyruvat umgewandelt
3) das Pyruvat dringt in die Mitochondrien ein
4) innerhalb der Mitochondrien beginnt das Pyruvat eine Kettenreaktion von chemischen Reaktionen, genannt "Zitronensäurezyklus", auch bekannt als Krebszyklus
5) der Zitronensäurezyklus erzeugt viel von dem ATP innerhalb der Zelle
6) etwa auf halbem Weg durch den Krebszyklus beginnt eine weitere Kettenreaktion von chemischen Reaktionen, die als "Elektronentransportkette" oder ETC bezeichnet wird
7) Die Elektronentransportkette erzeugt mehr ATP-Moleküle als im Rest der Zelle erzeugt werden

Wie wird eine normale Zelle also bösartig?

Eine Zelle wird krebserregend, wenn eine spezielle Art von Mikroben in eine normale Zelle eindringen kann. Ich werde dies die "Krebsmikrobe" nennen, aber technisch sollte ich selbige "hoch polymorphe zellwandlose Bakterien" nennen.

Es ist bekannt, dass Mikroben große Mengen an Glukose konsumieren

Es ist bekannt, dass Mikroben große Mengen an Glukose konsumieren. In einer Krebszelle vermehrt sich die Krebsmikrobe und fängt an, eine wachsende Menge der Glukose abzufangen, die normalerweise in Pyruvat umgewandelt würde. Es ist das Pyruvat, das in die Mitochondrien gelangt, die den Krebszyklus (das heißt, den Zitronensäurezyklus) starten. Somit wird der Krebszyklus durch einen

Glukosemangel und somit einem Mangel an Pyruvat stark geschädigt. Dies allein unterdrückt die Produktion von ATP-Molekülen.

Aber die Elektronentransportkette, die eigentlich wichtiger als der Krebszyklus ist, hängt völlig vom Krebszyklus ab, um ihre Quote von ATP-Molekülen zu schaffen.
Die Anwesenheit von Mikroben schädigt daher die Produktion von ATP in den Mitochondrien sowohl durch den Krebszyklus als auch durch die Elektronentransportkette stark oder zerstört sie vollständig.

Zusätzlich scheiden Mikroben Mykotoxine aus. Mykotoxine sind stark saure Abfallprodukte, die für die Zelle völlig nutzlos sind. So schwimmen die Mitochondrien, statt in einem Meer von Pyruvat zu schwimmen, in einem Meer von sehr sauren und wertlosen Toxinen.

Als Folge der Krebsmikroben, die Glukose stehlen und Mykotoxine ausscheiden, wird die Produktion von ATP in der Zelle praktisch zerstört. Die Zelle muss zur Fermentation zurückkehren, um selbst eine kleine Menge an ATP-Molekülen zu erzeugen.

Aber noch wichtiger ist diese Frage:

Was passiert, wenn Sie alle Krebsmikroben abtöten, die sich in den Krebszellen befinden?

So wie das Vorhandensein von Mikroben Krebs in einer Zelle verursacht, wenn Sie alle Mikroben in einer Krebszelle töten, ist die Zelle in der Lage, ihre Produktion von ATP-Molekülen wiederherzustellen und ist somit in der Lage, in den Zustand einer normalen Zelle zurückzukehren. Mehr als ein Dutzend Substanzen haben erwiesenermaßen Krebszellen in vitro in normale Zellen umgewandelt.

Anstatt nun gezwungen zu sein, Krebszellen abzutöten, wurde bewiesen, dass Krebszellen in normale Zellen in vivo (d. h. innerhalb des Körpers) zurückverwandelt werden können.

Tatsächlich verwandelte die Rife-Maschine der 1930er Jahren (die schließlich 2008 repliziert wurde) auch Krebszellen in normale Zellen, ebenso wie die Ultraviolettlichttherapien der 1930er, 1940er und 1950er Jahre (siehe: „Into the light" von Dr. William Campbell Douglass II, MD).

Der DNA-Schaden in einigen Krebszellen wird durch die DNA der Mikroben verursacht, die Krebs verursachen.

Eine ausführlichere Diskussion darüber, wie Mikroben Krebs verursachen, kann und sollte an anderer Stelle weiterverfolgt werden, wobei hier der Fokus auf dem außergewöhnlich potenten Duo von kolloidalem Gold und DMSO (beziehungsweise MSM) liegt.

Der gesamte Zweck dieser Behandlung (DMSO / kolloidales Gold) besteht darin, Krebszellen in normale Zellen umzuwandeln. Es wurde entworfen, um genau das zu tun, indem es sicher und schnell Mikroben tötet, die in den Krebszellen befindlich sind.

Die "Krebsdiät"

Jedes Mal, wenn Sie eine Therapie anwenden, die spezifisch dafür entwickelt wurde, um Mikroben abzutöten, ist es sehr, sehr wichtig, Nahrungsmittel und Getränke zu vermeiden, die die Mikroben füttern oder anregen. Dies schließt Krebs ein, da Krebs eine mikrobielle Krankheit ist.

Eine säuernde Diät von Nahrungsmitteln und Getränken wird diese Behandlung weniger wirksam machen

Eine saure Diät von Nahrungsmitteln und Getränken wird diese Behandlung weniger wirksam machen, da Mikroben sich dadurch viel schneller heranzüchten können und in Gegenwart einer sauren Diät aggressiver sind. Mit anderen Worten, die Mikroben sind möglicherweise in der Lage, sich schneller zu vermehren, als man sie töten kann. Dies schließt die Mikroben ein, die sich innerhalb der Krebszellen befinden.

Dies bedeutet, dass es ohne eine solide "Krebsdiät" unmöglich ist, diese Krebsbehandlung oder irgendeine andere Krebsbehandlung wirksam zu gestalten. Die "Krebsdiät" ist auch der Königsweg, um die weitere Ausbreitung von Krebs im Allgemeinen zu stoppen. Es geht darum, das Milieu in einen basischen, gesunden Zustand zu versetzen.

Eine basische Diät beinhaltet unter anderem:

1) keinen weißen Zucker
2) kein Weißmehl
3) keine Sodagetränke (auch Diätsodagetränke, welche kohlensäurehaltig sind)
4) kein Fleisch
5) keine homogenisierten Milchprodukte und so weiter

Nach dem Ausschluss aller Nahrungsmittel, die Mikroben füttern oder anregen, bleibt im Allgemeinen Vollwertkost, ganze Früchte, Gemüsegetränke und andere gesunde Nahrungsmittel und Getränke in der Auswahl.

Diese Behandlung behandelt Krebs in einem dreiphasigen Prozess pro Tag:

1) Erstens, morgens: MSM (Methylsulfonylmethan) und kolloidales Gold werden gemeinsam eingenommen. Kolloidales Gold hilft, Mikroben aus dem Blutstrom fernzuhalten, indem es sie abtötet. Mehrere Arten von Krebs verbreiteten sich durch Freisetzung von Mikroben in den Blutkreislauf. Darüber hinaus hilft das Fernhalten von Mikroben aus dem Blutkreislauf, das Immunsystem aufzubauen, indem es dem Immunsystem hilft, intern mehr Zeit zur Kommunikation anstatt zum Kampf aufzuwenden.

Da das Immunsystem intern mit elektrischen Signalen kommuniziert und Mikroben stark sauer sind, können die Mikroben die

Kommunikation des Immunsystems stören. Durch die Beseitigung von Mikroben im Blut wird das Immunsystem sozusagen aufgeladen. Zusätzlich wird das MSM dazu beitragen, dass etwas von dem kolloidalen Gold in die Krebszellen gelangt, da ein Teil des MSM in DMSO im Körper umgewandelt wird (DMSO wird im Weiteren diskutiert werden). Dies wird einige der Krebszellen in normale Zellen umwandeln.

2) Zweitens wird am frühen Nachmittag die Morgenbehandlung wiederholt. Wie bei der Morgenbehandlung soll diese Dosis vor allem Mikroben aus dem Blutkreislauf fernhalten und einige Krebszellen in normale Zellen zurückverwandeln.

3) Drittens verwendet diese Behandlung abends DMSO, kolloidales Gold. Das DMSO wird dem kolloidalen Gold helfen, in die Krebszellen zu gelangen, in denen die Krebsmikroben leben. Wenn diese Mikroben getötet werden, können sich die Krebszellen in normale Zellen zurück wandeln.

Diese Behandlung hat zwei große Vorteile gegenüber vielen anderen alternativen Krebsbehandlungen:
1) Diese Behandlung wurde entwickelt, um Krebszellen in normale Zellen umzuwandeln, was bedeutet, dass sie, wenn sie richtig angewendet wird, keine Schwellung oder Entzündung hervorrufen sollte.
2) Diese Behandlung ist zur oralen Einnahme bestimmt. Dies bedeutet, diejenigen, die an einer Ernährungssonde angeschlossen sind oder intravenös behandelt werden, können problemlos diese Behandlung zusätzlich anwenden.

Kritische Warnungen

Fortgeschrittene Krebspatienten sollten diese Behandlung nicht anwenden, sondern die bewährten Krebsbehandlungen wie die Cellect-Budwig-Behandlung, die Cäsiumchloridbehandlung usw. anwenden.

Kinder unter 12 Jahren sollten diese Behandlung ebenfalls nicht anwenden.

Die Dosen sind für eine Person ausgelegt, die 65 Kilogramm oder mehr wiegt. Wenn Sie weniger als 65 Kilogramm wiegen, nehmen Sie entsprechend niedrigere Dosen.
Verwenden Sie diese Behandlung nicht gemeinsam mit verschreibungspflichtigen Medikamenten.

Die Mittel MSM und DMSO können die Wirksamkeit von verschreibungspflichtigen Arzneimitteln stark erhöhen, sodass der Krebspatient durch die Anwendung diese Medikamente um ein Vielfaches überdosieren könnte.
Verwenden Sie diese Behandlung nur mit der Erlaubnis und in Abstimmung Ihres Arztes, in Kombination mit verschreibungspflichtigen Medikamenten.

Warnung für Frauen, die schwanger sind oder schwanger werden könnten

Frauen, die schwanger sind, möglicherweise schwanger sind, schwanger werden oder stillen, sollten diese Behandlung nicht durchführen. Die hohen Dosen von DMSO in dieser Behandlung, kombiniert mit dem extrem geringen Gewicht des Fötus, können es ermöglichen, dass hohe Dosen von kolloidalem Gold in fötale Zellen eindringen.
Während DMSO selbst völlig sicher ist, so wie kolloidales Gold (das sogar einen gewissen Nährstoff darstellt), ist die Wirkung von hohen Dosen von kolloidalem Gold auf einen Fötus unklar. Verwenden Sie diese Behandlung also aus reinen Sicherheitsgründen nicht, falls Sie sich in einer der vorbenannten Kategorien wiederfinden.

Wirkung auf Tumore

Diese Behandlung ist nicht darauf ausgelegt, Tumore schnell zu verkleinern. Wenn sich also Tumore an gefährlichen Stellen befinden (zum Beispiel, wenn sie auf den Gallengang drücken), verwenden Sie diese Behandlung nicht. Suchen Sie medizinische Hilfe und verwenden Sie eine der Behandlungen, die Tumore schnell schrumpfen lässt, wie die Cellect-Budwig-Behandlung oder die Cäsiumchloridbehandlung.

Wenn der Patient eine Schwellung im Gehirn oder andere gefährliche Zustände hat, muss sofort medizinische Hilfe in Anspruch genommen werden.

Wie man "MSM-Wasser" macht

Eines der wichtigsten Produkte in dieser Behandlung ist MSM-Wasser. Bevor Sie in die genaue Behandlung einsteigen, ist es notwendig, zu besprechen, wie Sie MSM-Wasser herstellen können.

Es ist nie gut, MSM in Pillenform zu kaufen. Der Grund dafür ist, dass, um das MSM in die Pillen zu bekommen, Chemikalien verwendet werden, um zu verhindern, dass das MSM "zusammenklumpt". Diese Chemikalien können die Wirksamkeit von MSM neutralisieren.

Daher sollte MSM in Kristallform oder als Granulat gekauft und dann vor dem Verzehr mit Wasser gemischt werden.

Es ist immer am besten, bei der Herstellung und Verwendung von MSM Gläser oder Glaskannen zu verwenden. Man braucht ein Halbliterglas oder einen Keramikkrug.
Sie können vielleicht etwas Flüssigkeit (wie Milch oder Saft von hoher Qualität) in einem Lebensmittelgeschäft oder direkt in einer Glasflasche in der Milchabteilung kaufen.
Achten Sie darauf, keine Plastikkanne zu kaufen, die wie Glas aussieht. Klopfen Sie auf den Behälter mit dem Finger, um sicherzustellen, dass es sich um echtes Glas handelt.

MSM-Wasser herstellen

Hier ist die genaue Anleitung, wie Sie einen 1/2 Gallonenkrug von "MSM-Wasser" herstellen:
1) Füllen Sie die Kanne zu etwa 2/3 mit gefiltertem oder destilliertem Wasser

2) Geben Sie 5 oder 6 Esslöffel MSM-Granulat in die Glaskanne

3) Setzen Sie den Deckel auf die Glaskanne und schütteln Sie den Krug alle paar Minuten, bis das Granulat vollständig aufgelöst ist (dies dauert etwa eine halbe Stunde).

4) Wenn es aufgelöst ist, füllen Sie den Rest der Kanne mit gefiltertem oder destilliertem Wasser

5) Schütteln Sie erneut, um das gereinigte oder destillierte Wasser mit dem MSM zu mischen

Schütteln Sie außerdem die Flasche immer kurz vor der Verwendung.

Dies ist das "MSM-Wasser", auf das in dieser Behandlung Bezug genommen wird.

Jeder Esslöffel dieses Wassers enthält 0,6 Gramm MSM. Um also 3 Gramm MSM zu sich zu nehmen, werden 5 Esslöffel dieses MSM-Wassers verwendet (NICHT 5 Esslöffel der MSM-Kristalle, sondern 5 Esslöffel des MSM-Wassers).

Für die allgemeine Anwendung, über den Krebs hinaus, ist MSM eine hervorragende Ergänzung, weil es zwei zusätzliche Sauerstoffatome, Schwefel und eine Methylgruppe enthält. All dies ist entscheidend für unsere Gesundheit, besonders für das Gehirn. Persönlich nehme ich täglich 6 Gramm MSM-Wasser (10 Esslöffel des Wassers).

Was ist DMSO?

Warnung: Lassen Sie DMSO niemals Plastik, Gummi, Stoff oder andere künstliche Stoffe berühren. DMSO kann an diese Dinge binden und sie in Ihren Körper tragen. Deshalb sollte nur Glas (oder Keramik) verwendet werden, wenn DMSO angewendet wird. Ja, einige Anbieter liefern ihr DMSO in Hartplastikbehältern, verwenden jedoch spezielle Kunststoffe.

Diese Behandlung umfasst DMSO, das technisch als Dimethylsulfoxid bezeichnet wird. DMSO ist ein reines Naturprodukt aus der Holzindustrie. Viele, viele Millionen von Menschen haben DMSO bereits weltweit eingesetzt. DMSO zielt auf Krebszellen ab und "öffnet" die Zellwände der Krebszellen, was

wiederum ermöglicht, dass kolloidales Gold in die Krebszellen gelangt, um die Mikroben abzutöten, die sich in den Krebszellen befinden. Wie bereits erwähnt, wenn man Mikrobe(n) in den Krebszellen abtötet, werden die Zellen zu normalen Zellen - ohne jegliche Art von Rückständen aus toten Krebszellen.
Somit gibt es keine Schwellungen oder Entzündungen, die durch absterbende Krebszellen verursacht werden. In der Tat ist DMSO dafür bekannt, Schwellungen und Entzündungen zu reduzieren. Aber unabhängig davon, wie viele Krebszellen es in normale Zellen zurückverwandelt, ist bekannt, dass DMSO mit kolloidalem Gold alle Mikroben im Blut abtötet und somit das Immunsystem stärkt.

Eine Anmerkung über DMSO und MSM

DMSO und MSM sind sehr ähnliche Moleküle. In der Tat ist der Hauptunterschied, dass MSM ein zusätzliches Sauerstoffmolekül hat. Sie sind so ähnlich, dass MSM manchmal als DMSO bezeichnet wird. DMSO kann starken Körpergeruch verursachen (es ist ein Schwefelgeruch), weshalb es nur in der Nacht eingenommen wird und erst nachdem alle sozialen Aktivitäten für den Tag erledigt sind. Unterschiedliche Menschen reagieren unterschiedlich auf DMSO und Körpergeruch. MSM verursacht keinen Körpergeruch, kann aber Mundgeruch verursachen. Nachdem die Behandlungen, die MSM verwenden, abgeschlossen sind (d. h., nachdem die Phasen 1 und 2 abgeschlossen sind), können Sie einige Minuten später etwas essen, um den durch MSM verursachten Mundgeruch zu dämpfen. Ein Teil des DMSO zerfällt in MSM und DMS.

Ebenso zerfällt im Körper ein Teil des MSM in DMSO, aber wenn dies geschieht, verursacht das DMSO nicht den angesprochenen Körpergeruch. Es ist anzunehmen, der Grund dafür ist, dass MSM nicht in so viel DMS zerfällt wie DMSO. Es ist das DMS, das tatsächlich den Körpergeruch verursacht und eine beträchtliche Menge von DMSO wird in DMS (das kein Sauerstoffmolekül hat) aufgespalten. Mit anderen Worten, ob Sie DMSO oder MSM nehmen - sowohl DMSO als auch MSM befinden sich im Körper. DMSO öffnet die "Ports" an der Außenseite von Krebszellmembranen. DMSO ist dafür bekannt, dass es Krebszellen angreift. Sobald diese Öffnungen aufgeschlossen sind, wird jede Art von Gold in die Krebszellen eindringen können, um dabei zu helfen, die Mikroben innerhalb der Krebszellen zu töten. Das Gold, welches am Abend verwendet wird und das direkt mit DMSO gemischt wird, wird "an das DMSO binden", das dem DMSO erlaubt, diese Art von Gold direkt in die Krebszellen "zu tragen".

So gibt es zwei verschiedene Möglichkeiten, wie Gold in die Krebszellen eindringen kann. Gold ist seit vielen Jahrhunderten für seine Fähigkeit bekannt, Mikroben bei Kontakt zu töten. Es ist das Ziel, in dieser Behandlung ALLE Mikroben innerhalb der Krebszellen schneller zu töten, als selbige sich reproduzieren können. Deshalb gibt es das zuvor aufgeführte dreistufige "Wellenmodell" von Behandlungen an jedem Tag (d. h. 3 Phasen).

Ein weiterer Grund für die Verwendung von MSM ist, dass weniger DMSO in MSM zerfällt. Sofern MSM bereits im Körper ist, wenn DMSO eingenommen wird, wird das "Gleichgewicht" zwischen DMSO und MSM bereits MSM umfassen, womit automatisch weniger DMSO in MSM umgewandelt wird (was die Abendbehandlung noch effektiver macht).

DMSO ist hochwirksam bei verschiedensten Heilprozessen, sei es in Gewebe, Knochen oder Nerven. Zum einen wirkt DMSO es als Verstärker für andere Mittel, zum anderen wirkt es dort, wo sonst keine Medizin hinkommt. Als Lösungsmittel für Fett und Wasser macht es Zellwände durchlässig für bestimmte Stoffe, welche sonst keinen Zutritt finden. Zunächst ist es wichtig zu verstehen, wie DMSO als Lösungsmittel im menschlichen Körper wirkt.

DMSO bewegt sich als Wirkprinzip auf Ebene von Wasser und Schwefel, die jeweils äußerst wichtige Stoffwechselfunktionen im menschlichen Körper einnehmen.
Dass Eindringen in verschiedenste Zellen lässt es in jeglichem Gewebe, sogar bis hin zur Blut-Hirn-Schranke wirken.

Die Krebsbehandlung mit kolloidalem Gold und DMSO ist in drei Phasen unterteilt.

Die drei Phasen (und Teilphasen) können wie folgt zusammengefasst werden:

Phase 1 - early morning - MSM und kolloidales Gold
Phase 2 - sechs Stunden nach Phase 1 - MSM und kolloidales Gold
Phase 3 - sechs Stunden nach Phase 2 - DMSO, kolloidales Gold

Detaillierte Anweisung zur Krebsbehandlung

Phase 1 - früher Morgen

Phase 1 ist die frühe Morgenbehandlung. Die frühmorgendliche Behandlung besteht aus 3 Gramm MSM-Wasser und 2 Esslöffel von kolloidalem Gold. Es sollte erwähnt werden, dass jede kolloidale Goldsorte ihre eigene sichere Dosis hat. Verwenden Sie daher die hier angeführten Dosierungen nicht für andere kolloidale Goldsorten, als die angegebene Konzentration.

Man sollte eine sehr potente Marke von kolloidalem Gold verwenden

(Hinweis: Nehmen Sie während dieser Behandlung keine koffeinhaltigen Getränke zu sich).

Das Erste, was Sie jeden Tag in Phase 1 tun müssen, ist 3 Gramm MSM zu sich zu nehmen. Dies kann am besten getan werden, indem man "MSM-Wasser" herstellt. Mischen Sie dafür 5 Esslöffel von MSM-Wasser mit mehreren Hundert Millilitern gereinigtem Wasser. Trinken Sie dieses MSM-Wasser plus gefiltertes Wasser.

Ein schrittweiser Aufbau bis auf die reguläre Dosis wird zu Beginn der Behandlung notwendig sein, sonst kann der Magen am ersten Tag nicht so viel MSM bewältigen, was sich in einem leicht abführenden Effekt oder Übelsein bemerkbar machen könnte.

Dosierung von MSM-Wasser "einschleichen":

Tag 1: 1/2 Esslöffel MSM-Wasser (dann vor dem Trinken mehrere Hundert Milliliter Wasser hinzufügen)
Tag 2: 1 Esslöffel MSM-Wasser (dito)
Tag 3: 2 Esslöffel von MSM-Wasser (dito
Tag 4: 3 Esslöffel von MSM-Wasser (dito)
Tag 5: 4 Esslöffel von MSM-Wasser (dito)
Tag 6 und danach: 5 Esslöffel MSM-Wasser (dito)

Fügen Sie immer Wasser hinzu, bevor Sie trinken, hauptsächlich wegen des Geschmacks.

Sie müssen die Dosis nur einmal entsprechend aufbauen, es sei denn, Sie beenden die Einnahme von MSM-Wasser für 2 oder 3 Wochen. Daher werden Sie am Tag 6 und darauffolgenden Tagen immer 5 Esslöffel mit MSM-Wasser zu sich nehmen.

Das kolloidale Gold einnehmen

Warten Sie nach der Einnahme des MSM-Wassers ein paar Minuten und fügen Sie dann
2 Esslöffel mit kolloidalem Gold in mehrere Hundert Milliliter gereinigtes Wasser und trinken Selbiges.

Mischen Sie das kolloidale Gold NICHT mit dem MSM-Wasser!

Das MSM muss einige Minuten vor dem kolloidalen Gold eingenommen werden, um die Krebszellen zu öffnen, bevor das kolloidale Gold die Krebszellen erreicht.

Ein schrittweises Einschleichen ist auch für das kolloidale Gold erforderlich

Das "Einschleichen" sollte mit einem Teelöffel, in mehreren Hundert Millilitern hochqualitativen Wassers beginnen und dann am nächsten Tag einen weiteren Teelöffel (auf 2 Teelöffel) hinzufügen. Fügen Sie an aufeinanderfolgenden Tagen einen Teelöffel pro Tag hinzu, bis Sie sechs Teelöffel erreicht haben (das entspricht zwei Esslöffel, welche die in dieser Behandlung verwendete Dosis darstellt).

Hier eine Zusammenfassung der schrittweisen Steigerung:
Tag 1: 1 Teelöffel kolloidales Gold (in Wasser)
Tag 2: 2 Teelöffel kolloidales Gold (in Wasser)
Tag 3: 3 Teelöffel kolloidales Gold (in Wasser)
Tag 4: 4 Teelöffel kolloidales Gold (in Wasser)
Tag 5: 5 Teelöffel kolloidales Gold (in Wasser)
Tag 6 und danach: 6 Teelöffel kolloidales Gold (in Wasser), das entspricht 2 Esslöffel

Der Grund für die schrittweise Erhöhung ist ein Problem namens Herxheimer Reaktion - Heilverschlimmerung. Wenn Sie zu schnell erhöhen, können Sie eine ernsthafte Menge an Giftstoffen in Ihrem Körper in Bewegung bringen. Diese Toxine werden von toten Mikroben erzeugt, die gegebenenfalls die Entgiftung Kapazitäten des Körpers übersteigen. Deshalb empfiehlt es sich, die Mikroben im Blut durch den allmählichen Aufbau allmählich töten.

Die Behandlung am frühen Morgen hat zwei entscheidende Vorteile.

Erstens bedeutet es, dass weniger von der Dosis der Abendbehandlung verwendet wird, um Mikroben im Blutkreislauf zu töten (was bedeutet, das mehr kolloidales Gold am Abend verfügbar ist, um Krebszellen zu bekämpfen).

Zweitens breiten sich viele Krebsarten über Mikroben im Blut aus. Zum Beispiel wandern die Mikroben (die in einem Sporenzustand sein können, was bedeutet, dass sie sich sowohl außerhalb von Krebszellen als auch innerhalb normaler Zellen leicht bewegen können) durch das Blut, und können innerhalb normaler Zellen an anderer Stelle im Körper eindringen, wodurch sie krebsartig werden. So hilft die morgendliche Dosis auch dabei, die Ausbreitung von Krebs zu verhindern.

Phase 2 - sechs Stunden nach Phase 1

Phase 2 der Behandlung ist genau wie Phase eins, aber die Behandlung wird am frühen Nachmittag, etwa sechs Stunden nach der ersten Phase, durchgeführt.
Diese Phase verwendet den gleichen Aufbau und die normale Dosis wie Phase 1.
Phase 3 - sechs Stunden nach Phase 2 und 12 Stunden nach Phase 1.

Ein wichtiger Hinweis zu Phase 3

Phase 3 ist die Abendbehandlung, die etwa 6 Stunden nach der frühen Nachmittagstherapie und etwa 12 Stunden nach der morgendlichen Behandlung durchgeführt wird. Die Abendbehandlung ist komplexer als die Dosen in Phase 1 und 2. Diese Phase umfasst DMSO und kolloidales Gold. Da Phase 3 DMSO enthält, das Körpergeruch verursachen kann, kann es Tage geben, an denen DMSO nicht praktikabel ist, zum Beispiel, wenn Sie geschäftlich unterwegs sind oder Verwandte besuchen. Wenn Sie nicht in der Lage sind, die unten erwähnte Phase-3-Behandlung zu ergreifen, sollten Sie die Phase-2-Behandlung am Abend wiederholen, anstatt die Phase-3-Behandlung am Abend einzunehmen. Das heißt, Sie würden nur MSM und kolloidales Gold am Abend nehmen; im Gegensatz zu der erwähnten regulären Phase-3-Behandlung.

Weitere Fallbeispiele

Elektronenmikroskopie - Immunogoldmarkierung

Kolloidales Gold und verschiedene Derivate gehören seit Langem zu den am häufigsten verwendeten Markern für Antigene in der biologischen Elektronenmikroskopie.
Kolloidale Goldpartikel können an viele traditionelle biologische Sonden wie Antikörper, Lektine, Superantigene, Glykane, Nucleinsäuren und Rezeptoren gebunden werden.
Partikel unterschiedlicher Größe sind in elektronenmikroskopischen Aufnahmen leicht unterscheidbar, sodass simultane Mehrfachmarkierungsexperimente möglich sind. Zusätzlich zu biologischen Sonden können Goldnanopartikel auf verschiedene mineralische Substrate wie Glimmer, einkristallines Silicium und atomar flaches Gold (III) übertragen werden, um sie unter Rasterkraftmikroskopie (AFM) zu untersuchen.

Wirkstoffabgabesystem

Goldnanopartikel können verwendet werden, um die Biodistribution von Wirkstoffen auf erkrankte Organe, Gewebe oder Zellen zu optimieren, um die Wirkstofffreisetzung zu verbessern und gezielt zu steuern. Nanopartikel vermittelte Arzneimittelverabreichung ist nur möglich, wenn die Arzneimittelverteilung ansonsten unzureichend ist. Diese Fälle umfassen das Targeting von Arzneimitteln auf instabile Substanzen (Proteine, siRNA, DNA), Lieferung an die schwierigen Stellen (Gehirn, Retina, Tumore, intrazelluläre Organe) und Arzneimittel mit ernsthaften Nebenwirkungen (zum Beispiel Antikrebsmittel). Die Leistung der Nanopartikel hängt von der Größe und der Oberflächenfunktionalität der Partikel ab. Auch können die Arzneimittelfreisetzung und der Teilchenzerfall in Abhängigkeit von dem System variieren (zum Beispiel biologisch abbaubare Polymere, die gegenüber pH-empfindlich sind). Ein optimales Nanomedizinabgabesystem stellt sicher, dass das aktive Medikament am Wirkort für die korrekte Zeit und Dauer zur Verfügung steht und ihre Konzentration über der minimalen effektiven Konzentration

(MEC) und unter der minimalen toxischen Konzentration (MTC) liegen sollte.

Goldnanopartikel werden als Träger für Medikamente wie Paclitaxel verwendet.
Die Verabreichung von hydrophoben Arzneimitteln erfordert eine molekulare Verkapselung, und es wurde herausgefunden, dass nanoskalige Teilchen das retikuloendotheliale System besonders effizient umgehen.

Tumorerkennung

In der Krebsforschung kann kolloidales Gold verwendet werden, um Tumore zu bekämpfen und einen Nachweis mittels SERS (oberflächenverstärkte Ramanspektroskopie) in vivo zu ermöglichen. Diese Goldnanopartikel sind von Ramanreportern umgeben, die eine Lichtemission liefern, die mehr als 200 Mal heller als Quantenpunkte ist.
Es wurde hergefunden, dass die Ramanreporter stabilisiert wurden, wenn die Nanopartikel mit einer thiolmodifizierten Polyethylenglycol-Beschichtung verkapselt wurden. Dies ermöglicht Kompatibilität und Zirkulation in vivo. Mithilfe von SERS können diese pegylierten Goldnanopartikel dann die Position des Tumors nachweisen. Goldnanopartikel akkumulieren in Tumoren aufgrund der Undichtigkeit des Tumorgefäßsystems und können als Kontrastmittel für eine verbesserte Bildgebung in einem zeitaufgelösten optischen Tomografiesystem unter Verwendung von Kurzpulslasern für die Erkennung von Hautkrebs im Mausmodell verwendet werden. Es wurde herausgefunden, dass intravenös verabreichte sphärische Goldnanopartikel das zeitliche Profil reflektierter optischer Signale verbreiterten und den Kontrast zwischen umgebendem Normalgewebe und Tumoren verbesserten.

Tumor-Targeting über multifunktionale Nanotransporter

Sobald sich Krebszellen im Gefäßsystem befinden, können Zellen frei in die Blutbahn eintreten. Sobald der Tumor direkt mit dem

Hauptblutzirkulationssystem verbunden ist, können multifunktionale Nanoträger direkt mit Krebszellen interagieren und Tumore gezielt bekämpfen.

Gentherapie

Goldnanopartikel haben ein Potenzial als intrazelluläre Transportvehikel für siRNA-Oligonukleotide mit maximaler therapeutischer Wirkung gezeigt.
Multifunktionale siRNA-Goldnanopartikel mit mehreren Biomolekülen: PEG-, Zellpenetrations- und Zelladhäsionspeptide, sowie siRNA. Zwei verschiedene Ansätze wurden verwendet, um die siRNA an das Goldnanopartikel zu konjugieren:
(1) Kovalenter Ansatz: Verwendung von thiolierter siRNA für die Bindung von Goldthiol an das Nanopartikel
(2) Ionischer Ansatz: Wechselwirkung der negativ geladenen siRNA mit der modifizierten Oberfläche des AuNP durch ionische Wechselwirkungen
Goldnanopartikel zeigen ein Potenzial als intrazelluläre Transportvehikel für Antisense-Oligonucleotide (ssDNA, dsDNA), indem sie einen Schutz gegen intrazelluläre Nukleasen und eine leichte Funktionalisierung für selektives Targeting bieten.

Fotothermische Mittel

Goldnanostäbe werden als fotothermische Mittel für In-vivo-Anwendungen untersucht. Goldnanostäbchen sind stäbchenförmige Goldnanopartikel, deren Seitenverhältnisse die Oberflächenplasmonresonanz (SPR) -Bande von der sichtbaren auf die nahe Infrarotwellenlänge abstimmen. Die gesamte Extinktion von Licht am SPR besteht sowohl aus Absorption als auch Streuung. Bei den Nanostäben mit kleinerem axialem Durchmesser (~ 10 nm) dominiert die Absorption, während bei den größeren axialen Durchmessern die Abgabe überwiegt.

4. Dosierung

Dosierungsempfehlungen für kolloidales Gold

Die Dosierung hängt heutzutage mehr von dem Zweck ab, aus welchem man die Lösung zu sich nimmt, als von der Lösung selbst. Zum Beispiel, wenn Sie die kolloidale Goldlösung einfach als Mineralergänzung nehmen, ist die "Standarddosierung" ein Esslöffel von 50 ppm angereichertem kolloidalem Gold.

Während viele Menschen dieses kolloidale Gold als tägliches Präparat einnehmen, nehmen andere es nur auf der Grundlage eines vorhandenen Bedarfs. In solchen Fällen beträgt die allgemein akzeptierte kolloidale Golddosis während eines Zeitraums von 24 Stunden ungefähr 500 ml. Dies wird "therapeutische" kolloidale Golddosierung genannt und ist sicher, wenn sie nicht über längere Zeiträume eingenommen wird.

Bei akutem Zustand ist eine erhöhte Dosis notwendig

In Fällen, in denen eine akute Krankheit oder ein plötzlicher Kontakt mit einem Schadorganismus (wie Milzbrandsporen) auftritt, haben Heilpraktiker oft empfohlen, die "Standarddosis" in einem Zeitraum zwischen 30 bis 45 Tagen zu verdoppeln (oder sogar zu verdreifachen), um allgemeinen Schutz zu bieten und dann wieder auf eine geringere Dosis zur Erhaltung zu reduzieren. Unter akuten Bedingungen lagen die aufgenommenen Mengen irgendwo zwischen 20 bis 500 ml pro Tag.

Wenn Lösungen oral eingenommen werden, werden Lösungen von kolloidalem Gold direkt aus dem Mund in die Blutbahn absorbiert und dann schnell zu den Zellen des Körpers transportiert. Das Halten oder Schwenken der Lösung unter der Zunge für ungefähr 30 Sekunden

41

vor dem Schlucken kann zu einer schnelleren Absorption führen, und das Gold kann sich in den Körpergeweben in ausreichenden Mengen innerhalb von 3 bis 4 Tagen ansammeln, um Vorteile zu erzielen.

Um den unteren Verdauungstrakt zu erreichen, fügen Sie einen Teelöffel kolloidales Gold zu 500 ml destilliertem Wasser hinzu und trinken es 5 Tage lang. Kolloidales Gold wird nach einigen Wochen durch Nieren, Darm und Lymphsystem ausgeschieden.

Es ist auch wichtig, täglich mehrere Gläser möglichst reines Wasser zu sich zu nehmen, wenn kolloidales Gold verwendet wird, um den Körper von Giftstoffen zu befreien, die durch die erhöhte Entgiftungsleistung im Körper vorherrschen.

Mindestens 1 Liter möglichst reines Wasser pro Tag, destilliertes Wasser ist am besten

Wenn Ihr Körper jedoch extrem krank oder vergiftet ist, versuchen Sie nicht, den Körper zu schnell zu reinigen. Wenn Krankheitserreger zu schnell zerstört werden, können die fünf Ausscheidungskanäle des Körpers (Leber, Nieren, Lunge, Darm und Haut) vorübergehend überlastet werden, was zu einer "Heilungskrise" führt (allgemein beschrieben, als "schlechter fühlen, bevor man sich besser fühlt" - Herxheimer Reaktion).
Symptome wie Kopfschmerzen, Schwindel, Übelkeit, extreme Müdigkeit, Muskelschmerzen und andere grippeähnliche Bedingungen können auftreten. Wenn dies der Fall ist, reduzieren Sie die Aufnahme von kolloidalem Gold, während Sie die Menge an destilliertem Wasser erhöhen.
In jedem der obigen Beispiele gilt die kolloidale Golddosierung nur in dem Fall, wenn die Lösung oral eingenommen wird.
Wer jedoch auf Gold allergisch reagiert, sollte selbstverständlich auf Goldprodukte verzichten. Manche Menschen können Hautausschläge, Schmerzen und grippeähnliche Symptome nach der Einnahme von kolloidalem Gold verspüren. Das ist keine negative Reaktion auf das Gold selbst, sondern das gleiche Symptom, welches zuvor als Herxheimer Reaktion benannt wurde. Um eine allergische Reaktion zu prüfen, was sich insbesondere bei hypersensitiven

Personen anbietet, kann man Gold in der Armbeuge per Hautkontakt austesten.

Kolloidales Gold ist für Kinder vollkommen sicher, und viele haben die Lösung entweder oral oder topisch in den Augen und Ohren kleiner Kinder ohne Nebenwirkungen angewendet.

Generell kann man also problemlos kolloidales Gold entsprechend des Körpergewichts, prozentual herunter dosieren und genauso wie beim Erwachsenen anwenden.

Er werden Erfolge berichtet, die bereits im präventiven Bereich anfangen, wenn es zum Beispiel darum geht, auf Reisen vor Infektionskrankheiten zu schützen. Ein wenig Gold in die Trinkflasche des Kindes eingefüllt, kann helfen Magen und Darm, sowie das gesamte Immunsystem optimal zu unterstützen.

Dosierungsbeispiele

Dosierung für Erwachsene: Erhaltungsdosis 10 ml zweimal täglich (morgens und abends)

Akute Beschwerden

20 ml viermal am Tag für zwei Tage, dann zweimal täglich 20 ml für zwei Tage, dann wieder zurück zur Erhaltungsdosis.

Dosierung für Kinder von 2 bis 10 Jahren

Erhaltungsdosis: 5 ml zweimal täglich (morgens und abends)

Leiden an akuten Beschwerden:

5 ml viermal täglich, zwei Tage lang, dann 5 ml dreimal täglich zwei Tage lang, dann wieder auf Erhaltungsdosis umstellen.

Dosierung für Babys 1 Monat - 2 Jahre

Erhaltungsdosis - Sprühen Sie einmal täglich kolloidalen Goldnebel auf den Bereich, den sie einatmen.

Bei spezifischen Beschwerden:

2,5 ml zweimal täglich (morgens und abends).
Dosierung für Neugeborene 0 - 1 Monat - für alle Beschwerden:
Sprühen Sie bis zu 3 Mal täglich die Atemluft ein.

Kolloidale Goldgel-Dosierungen

Tragen Sie kolloidales Goldgel 2 bis 3 Mal täglich auf die betroffene Stelle der Haut auf.

Tiere

Kann direkt auf die Haut Ihres Tieres oder auf eine Bandage für Schnitte und Wunden aufgetragen werden. Es kann auf Schuppenflechte, Schnitte, Kratzer, schuppige Haut angewendet werden - die Liste ist schier endlos und wird sozusagen lediglich durch die Begrenzung der Vorstellungskraft an möglichen Verletzungen limitiert.

Dosierung für Haustiere und andere Tiere

Kolloidale Goldflüssigkeit kann Ihrem Haustier gegeben werden, indem Sie es über das Futter streuen, es in Trinkwasser geben oder mit einer Spritze direkt in den Rachen spritzen.

Dosierung für Hunde - Erhaltungsdosis

klein: Erhaltungsdosis 10 ml pro Tag
mittel: Erhaltungsdosis 15 ml pro Tag
groß: Erhaltungsdosis 20 ml pro Tag

Leiden an akuten Beschwerden

Klein: 10 ml, 3-mal pro Tag für die ersten drei Tage, dann 10 ml, 2-mal pro Tag für die nächsten zwei Tage, dann zurück zur Erhaltungsdosis.
Medium: 15 ml, 3-mal pro Tag für drei Tage.

Katzen

Erhaltungsdosis - 5 ml pro Tag.
Leiden sie an spezifischen Beschwerden - 5 ml, 3-mal pro Tag für die ersten drei Tage, dann 5 ml, 2-mal pro Tag für die nächsten zwei Tage und dann zurück zur Erhaltungsdosis.

Pferde

Erhaltungsdosis - 20 ml pro Tag
Leiden sie an spezifischen Beschwerden - 20 ml, 3-mal täglich für die ersten drei Tage, dann 20 ml, 2-mal täglich für die nächsten zwei Tage, dann wieder auf die Erhaltungsdosis.

Fohlen & Kälber

Kälber: 15 ml zweimal täglich (mit einer Spritze, um die Flüssigkeit direkt in den Mund zu spritzen) für die ersten fünf Tage, dann 15 ml einmal täglich, bis zur Genesung.

Vögel

½ Teelöffel Trinkwasser täglich.

Fisch

Ein halber Teelöffel pro 20 Liter Aquarienwasser jeden zweiten Tag für eine Woche.
Wenn Schuppenprobleme anhalten, setzen Sie diese Behandlung fort und wechseln einmal pro Woche 50 % des Wassers.

5. Qualitätskontrolle

Der Zweck dieses Kapitels ist es, das Niveau des öffentlichen Wissens auf ein höheres Maß zu erheben. Wissen ist Macht, und die Öffentlichkeit muss die Wahrheit über echtes kolloidales Gold kennen.

Das Erste, was man zur Qualität von kolloidalem Gold wissen sollte, ist, dass viele verschiedene Produkte auf dem Markt KOLLOIDALES Gold genannt werden.

Verschiedene Arten von Gold auf dem Markt erhältlich

Goldnanopartikel können entweder in Form eines getrockneten Pulvers oder einer kolloidalen Nanopartikelformulierung geliefert werden, und das am besten geeignete Format hängt von der Endanwendung ab.

Gold ist nicht gleich Gold

Alle diese Produkte arbeiten in einem gewissen Grad als Antibiotika mit breitem Spektrum, da sie alle mikroskopisch kleine Goldpartikel enthalten. Das heißt, es ist wichtig, eine Reihe von Dingen zu verstehen: 1) diese Produkte sind nicht alle "kolloidale Suspensionen" von Gold, 2) diese Produkte verhalten sich nicht alle gleich im Körper oder in Labortests,
3) Wirksamkeit und Dosierung variiert von Produkt zu Produkt.

Qualität variiert, Standards nicht vorhanden

4) Qualität variiert von Produkt zu Produkt und von Charge zu Charge mit dem gleichen Produkt, und 5) sie sind nicht alle einheitlich sicher und ungiftig. Es gibt keine Industriestandards, die die Hersteller freiwillig befolgen, um die Qualitätskontrolle zu gewährleisten, und es gibt keine staatliche Regulierung der Branche.

Auf der anderen Seite gibt es Millionen und Abermillionen von zufriedenen Anwendern von kolloidalem Gold, die weiterhin freien Zugang zum Produkt haben möchten und eine wachsende Zahl von Herstellern, die mit einer großen Vielfalt neuer Produkte den Markt fluten.

Deswegen lässt sich bis dato zusammenfassen, wie bereits eingangs gesagt:
Wissen ist Macht!

Konzentration (kalibriert in Teilchen pro Million)

Professionelle kolloidale Mineraltests werden sowohl für die Ionenkonzentration als auch für die suspendierte Partikelkonzentration durchgeführt. Eine Form der grafischen Spektralanalyse ist eine gute Möglichkeit, die Konzentration von Spurenmetallen in Suspension zu bestimmen. Der Gehalt an ionischem Silber in Silberkolloiden kann durch anfängliche Leitfähigkeitstests angemessen bestimmt werden und schließlich der Goldgehalt nach dem Verdampfen des Wassers abgewogen werden.

Durchschnittliche Partikelgröße

Jedes Kolloid, das die Bioverfügbarkeit seines Salzes wert ist, muss die Partikelgrößen in einem einzelstelligen oder vielleicht zweistelligen NANOMETER-Bereich (milliardstel Meter) halten. Der Größenbereich von Teilchen sollte somit weniger als 1 nm bis 10 nm im Durchmesser sein und typischerweise aus 5 bis 30.000 Atomen pro Teilchen bestehen.

Farbe als Gradmesser der Feinheit und somit Qualität

Wenn metallisches Gold in feine Partikel unterteilt wird und die Partikel permanent in Lösung suspendiert werden, wird das Mineral als kolloidales Gold bekannt und weist aufgrund der größeren verfügbaren Goldoberfläche neue Eigenschaften auf.

Das feinste, kleinste Goldkolloid ist gelb, gefolgt von klarem Gold

Wenn kolloidale Goldcluster 20 bis 40 Nanometer messen, ist die Farbe des Kolloids eine gelb-klare bis gelbe Farbe. Wenn die Cluster 40 bis 80 Nanometer messen, wird ihre Farbe rosa bis rubinrot. Wenn die Cluster 80 bis 120 Nanometer messen, ist ihre Farbe ein königlicher Purpur. Danach fallen die Partikel aus der Suspension aus und setzen sich von der Lösung ab.

Als nächstgrößere Abstufung folgt rot, dass sich bis hin zu einem Lila entwickeln kann.

Sie können sehen, dass, wenn die Partikel progressiv größer werden, es signifikante Farbänderungen gibt, durch die man bestimmen kann, wie fein das Kolloid ist. Je kleiner die Partikelgröße ist, desto besser wird das Gold von den Körperzellen absorbiert.

Gutes kolloidales Gold ist in der Farbe klar, da die einzelne Angström-Größe (Farbskala) kleiner als das Gelb ist. In großen Mengen sollte man einen gelblichen Farbton sehen.

Das bedeutet also, dass es sich um die kleinste Partikelgröße kolloidales Gold handelt, was eine bessere Absorption der Zellen ausmacht.

Gesamte Gesamtoberfläche der Additivpartikel

Die signifikanteste Messung kann dann durch Multiplizieren der durchschnittlichen Partikelgröße / Fläche mit der Partikelanzahl pro Volumen des Wassers, in dem sie suspendiert sind, bestimmt werden. Diese Messungen sagen uns, dass ein gegebenes Goldgewicht in immer kleinere Partikel zerbrochen wird. Gesamtoberfläche, mit der ein Pathogen wie im Falle von Gold freigesetzt werden kann oder aktiver Transport bei Absorption und anschließender biologischer Reaktivität auf zellulärer Ebene ermöglicht wird.

Die Zunge als Messgerät und bester Indikator für Qualität

Die Stärke des Geschmacks eines Kolloids ist abhängig von der Gesamtoberfläche, die der Zunge ausgesetzt ist. Diese wird auch "strength of taste" genannt und IST DER BESTE BEWEIS FÜR EIN AUSREICHEND KONZENTRIERTES PRODUKT. Sie können nicht so einfach die Zunge täuschen - wenn also die Zunge keinen Geschmack vermeldet, ist die gesamte Teilchenzahl der Oberfläche schwach. Dies ist die häufigste Schwachstelle bei kolloidalen Suspensionen. Plakatives Beispiel: Würden Sie weiterhin Orangensaft kaufen, der zu schwach schmeckt?

Wenn Sie richtig verstanden haben, was gerade beschrieben wurde, dann sind die verschiedenen verwirrenden Arten von kolloidalen Konzentrationsmessungen in der Flasche wie PPM-Messungen, mit tatsächlich kalibrierter TDS-Meter-Leitfähigkeit in PPM-Messungen auf der Grundlage der Anzahl mg / l. Die angegebenen Werte jedoch sind von nachrangiger Bedeutung, wenn Ihre Zunge sagt, dass "nichts da" ist. Diese Tatsache kann von beträchtlicher Konsequenz sein, weil es heißt, dass einige der bekanntesten kolloidalen Produkte oftmals "furchtbar geschmacklos" sind.

Agglomeration

Das nächste große Qualitätsmerkmal von kolloidalen Produkten ist "AGGLOMERATION". Was bei schwach konzentrierten Produkten wahrscheinlich nicht vorkommt, da typischerweise, eher bei schwereren Konzentrationen von kolloidalen Partikeln in Suspension, diese aneinanderkleben, schwerer werden und schließlich aus der Lösung fallen. Dies wird als dunkle "Agglomerationswolke" am Boden von Ihrer Flasche schweben. Dies ist der offensichtlichste und zweite "Fluch der Kolloide".

Teilchen Messgeräte TDS (PPM-Meter) schaffen Transparenz

Sie sollten unbedingt in der Lage sein, den PPM-Gehalt der jeweils angesetzten Lösung zu kennen. Dies kann man am einfachsten per TDS-Messgerät erzielen. Diese kosten meist unter 10 Euro und sind je nach Marke mehr oder weniger genau und variieren auch in ihrer Langlebigkeit. Sie zeigen die Teilchen an, welche sich in der Lösung befinden. Umso weniger, desto besser. Kolloidales Gold sollte möglichst in einem Wasser ohne weitere Teilchen angesetzt werden, weshalb sich destilliertes Wasser empfiehlt. Ist dieses nicht zur Hand, kann man unter Umständen, bei guter Filterleistung, auch ein Umkehrosmosesystem nutzen, um sein eigenes Wasser zu filtern. Dabei sollte der Gehalt von Teilchen im Wasser nie mehr als 10 parts per Million betragen, wobei dies eher der Ausnahmefall, anstatt des Regelfalls sein sollte. Besser ist es, unter 5 PPM aufzuweisen. Must have für diejenigen, die mit kolloidalem Gold, die Verantwortung für ihre eigene Gesundheit, aktiv in die Hand nehmen.

Kolloidales Gold lagern

Kolloidale Goldprodukte können bei falscher Lagerung abgebaut werden. Dinge, wie längere Sonneneinstrahlung, durch elektrische Geräte und Metalloberflächen und Gegenstände verursachte Magnetfelder, können die Wirksamkeit des kolloidalen Golds beeinträchtigen.

Aus diesem Grund stellt man bestenfalls möglichst frisch, zum Beispiel wöchentlich kolloidales Gold her. Zur Herstellung von Verdünnungen oder Kombinationen mit anderen Mitteln kann man bedenkenlos Glas- bzw. Porzellangefäße verwenden. Kolloidales Gold ist jedoch recht stabil und bei Weitem nicht so empfindlich wie kolloidales Silber.

Entsprechende Behälter und Zubehör gehören zur Grundausstattung, wenn man selber verdünnen / mischen möchte. Vorausgesetzt, man strebt an, weitere Mischungen mit anderen Stoffen herzustellen, sollte man in der Lage sein, dies professionell umzusetzen.

Pipetten, Gläser / Messbecher, Spritzen oder Dispenser sind das notwendige Basismaterial, damit genau die gewünschte Wassermenge, mit der Menge an kolloidalem Gold bzw. anderem gemischt werden kann.

Gold als Flüssigkeit

Als Flüssigkeit gibt es Gold in Flaschen oder Roll-On-Sticks. Für eine möglichst lange Haltbarkeit sollte die Flüssigkeit in einer Braunglas- oder einer HDPE-Flasche gelagert werden. Die Flasche sollte selbstverständlich gut, d. h. luftdicht verschlossen und ebenso vor Licht geschützt aufbewahrt werden.

In Gelform

Generell kann man kolloidales Gold in Gel einrühren. Oder es direkt zubereitet beziehen. Oftmals mit wird kolloidales Gold mit Aloe-vera-Gel gemischt.

Creme

In diesem Fall kann man auch Aloe als Basis nutzen, und zwar als Creme. Dafür wird 1 Teil von Gold abgemessen und 3 Teile Aloe-vera-Creme hinzugefügt. Diese beiden Komponenten können in einer Schüssel oder ähnlichem Behälter vermischt werden.

Die Mischung wird nun in einen anderen Behälter für die einfache Nutzung und Lagerung gegossen. Die Lagerung findet in einem luftdichten Behälter, geschützt vor Hitze oder Sonnenlicht statt. Der beste zu verwendende Behälter ist ein Glasbehälter mit einer dunklen Oberfläche. Dies hält das Sonnenlicht und andere Licht- oder Wärmequellen von der Goldcreme fern. Dieser Behälter ist an einem kühlen Ort Aufzubewahren. Nun kann die Goldcreme auf den betroffenen Bereich aufgetragen werden. Eine zusätzliche Menge kann nach etwa einer Stunde der ersten Anwendung eingerieben werden.

6. Kolloidales Gold herstellen

Produzieren Sie Ihr eigenes Gold

Der einfachste Weg, die vorgenannten Faktoren zu kontrollieren, besteht darin, sich das kolloidale Gold selbst herzustellen. Auf diese Weise wissen Sie genau, wie es um die Qualität des Goldes steht, ohne aufwendige Labortests. Dies geht, wie gerade beschrieben, recht simpel mit einem TDS-Messgerät. Ohne Labortests von kommerziellen Produkten wissen Sie ansonsten nicht viel mehr, als was auf dem Etikett steht, weil die Qualitätskontrolle von Charge zu Charge mit den meisten Marken sehr stark variiert. Wenn Sie es selbst herstellen, werden Sie echtes "kolloidales" Gold erhalten, welches das Produkt ist, auf das in der meisten Literatur Bezug genommen wird.

Wenn Sie bereits Ihr eigenes kolloidales Gold herstellen, achten Sie bitte besonders auf diesen Abschnitt, da ggf. viele der Informationen, die Sie bis dato als korrekt anerkannt haben, möglicherweise falsch sind.

Der einfachste Weg, echtes kolloidales Gold zu Hause herzustellen, ist das "Niederspannungselektrolyseverfahren".

Drei Batterien und das Niederspannungselektrolyseverfahren

Einige Batterien können an Goldelektroden angeschlossen werden, welche in ein Glas Wasser gehangen werden. Dieser Prozess führt dazu, dass kleine Goldpartikeln von den Elektroden gelöst werden und in das Wasser eindringen. Diese überraschend simple Methode ist sehr einfach falsch zu durchzuführen, und die meisten Menschen, die kolloidales Gold zu Hause machen, produzieren ein minderwertiges Produkt.

Wenn Sie dies selbst tun, ist es zunächst sehr wichtig, die Reinheit des Wassers zu kontrollieren, da die Reinheit des Wassers einer der

Faktoren ist, der steuert, wie klein die Goldpartikeln sein werden. Es sollte nur hochwertiges DESTILLIERTES Wasser verwendet werden. Sie können normalerweise kein gereinigtes oder gefiltertes Wasser verwenden,
da es immer noch zu viele gelöste Mineralien enthält. Sie können kein entionisiertes Wasser verwenden, da es den Strom nicht gut genug leitet, um die Reaktion zu starten.
Destilliertes Wasser ist einfach perfekt, um die Reaktion langsam zu starten und
es richtig ablaufen zu lassen.

Je wärmer das Wasser, desto schneller die Reaktion

Eine andere Variable, die die Partikelgröße beeinflusst, ist die Wassertemperatur.
Je wärmer das Wasser ist, desto schneller wird die Reaktion stattfinden und desto
kleiner werden die Partikel sein.

Bitte kein Salz hinzufügen

Unabhängig davon, ob irgendjemand das Gegenteil gesagt hat, wird sich IMMER Goldchlorid bilden, wenn irgendeine Salzmenge vorhanden ist. Fügen Sie dem Wasser niemals etwas hinzu, das die Leitfähigkeit des Wassers erhöht. Geben Sie niemals Salz oder Meersalz zu dem destillierten Wasser, da das Salz Chloridionen in das Wasser bringen, die mit dem Gold reagieren, um Goldchlorid zu bilden. Ein weiteres schwerwiegendes Problem tritt bei der Herstellung von kolloidalem Gold mit Salz im Wasser auf.

Der Inhalt von Salz erhöht die elektrische Leitfähigkeit des Wassers und beschleunigt die Reaktion dramatisch

Wenn die Reaktion unter diesen Umständen beschleunigt wird, erzeugt sie größere Teilchen. Das produzierte Produkt ist stets trübweiß.

Aktuelle elektronenmikroskopische Aufnahmen dieses Materials zeigen Goldteilchen im Bereich von 0,05 bis 0,15 µm. Diese Teilchen sind ZU GROSS, um eine kolloidale Suspension zu bilden und der Beweis ist, dass sich das Material in einer sehr kurzen Zeitdauer auf dem Boden des Behälters absetzen wird. Daher kann dieses hausgebrühte "kolloidale Gold" aus zwei Gründen gefährlich bei innerer Anwendung sein: Aus dem Vorhandensein von Goldchlorid und der Produktion großer Partikel. Chlorid wird sich ab einer gewissen Menge toxisch auswirken.

Beste Spannung liegt bei 30 Volt

Die beste Spannung für die Reaktion ist 30 Volt, weil die Elektroden bei dieser Spannung am saubersten laufen. Wenn Sie ein kleines Netzteil haben, stellen Sie es auf 30 Volt ein.

Wenn Sie mit Batterien arbeiten, ist es am besten, mit 36 Volt (drei 12-Volt-Batterien oder vier 9-Volt-Batterien) zu beginnen und die Batterien von dort ablaufen zu lassen.

Eine Alternative dazu ist es, aufladbare Batterien zu nutzen, und diese nach Bedarf wieder auf eine entsprechende Ladung zu erhöhen. Wenn man die Goldelektroden in einem einheitlichen Abstand voneinander hält, erhält man ein besseres Produkt.

Wenn 30 Volt an Goldelektroden angelegt werden, die in destilliertem Wasser gleichmäßig voneinander getrennt sind, geschieht ein völlig anderes Ereignis. Erstens läuft die Reaktion sehr langsam ab. Oft scheint in den ersten 15 Minuten nichts zu passieren. Dann beginnt sich, ein schwacher gelber Nebel zu bilden. Innerhalb weniger Minuten wird die Reaktion beschleunigt, aber die produzierten Partikel werden mit einer Taschenlampe goldgelb sein. Unter Verwendung dieses Verfahrens können circa 200 ml destilliertes Wasser bei Raumtemperatur in 20 bis 25 Minuten zu einem 3 - 5 ppm kolloidalem Goldpräparat verarbeitet werden. Auf diese Weise kann kolloidales Gold sehr günstig hergestellt werden.

Elektronenmikroskopische Fotografien dieses Produkts zeigen eine Goldpartikelgröße im Bereich von 0,001 bis 0,004 Mikron. Während der Herstellung ist die Partikelwolke goldgelb. Diese Teilchen hängen in dem Wasser, in dem sie erzeugt werden, und fallen zum größten Teil nicht auf den Boden des Glases. So sieht ein "kolloidales" Goldpräparat aus.
Nachdem sich die Partikel verteilt haben, sieht das Wasser wieder klar aus,
kann aber leicht gelb werden, wenn die Konzentration hoch genug ist und
nachdem die Partikel gleichmäßig verteilt sind.

"Die gelbe Farbe"

In der öffentlichen Literatur gab es eine Menge Kontroversen bezüglich des
Auftretens der "gelben" Farbe. Das beste kolloidale Gold wird aus den folgenden
Gründen immer kristallklar sein.

Farbe und Klarheit

Kleinteilige Goldionen sind effektiver als Goldpartikel, sodass jedes gute Produkt einen entsprechenden Anteil an Ionen enthält. Ein Ion ist ein Atom, dem ein Elektron fehlt, und es kann folglich nicht kleiner als ein Atom werden. In der Tat sind Ionen so klein, dass sie sich vollständig im Wasser auflösen und keine Verfärbung verursachen. Goldpartikeln sollten, wie bereits vorangehend beschrieben, eine extrem kleine Größe haben, die kein Lichtspektrum reflektieren und daher die Flüssigkeit klar halten.

Jedes Mal, wenn Sie kolloidales Gold mit Färbung sehen, normalerweise zum Beispiel gelb oder braun, kennen Sie mindestens eine von zwei möglichen Tatsachen:

1) entweder sind die Partikel groß genug, um das Lichtspektrum zu reflektieren, oder

2) es gibt eine Art von Additiv. Keiner dieser Fälle ist erwünscht, und somit ist vor der Einnahme von kolloidalem Gold zu warnen, welches nicht klar ist. Die gefärbten Sorten sind höchstwahrscheinlich für den externen Gebrauch sicher, wenn Sie es also hergestellt oder sonst wie bezogen haben, müssen Sie es nicht unbedingt gänzlich verschwenden.

7. Goldgenerator herstellen

Einführung in die Herstellung Ihres eigenen Goldes zu Hause

Dieses Kapitel beschreibt eine Möglichkeit, preisgünstig kolloidales Gold zu Hause herzustellen. Nachdem die erste Charge von kolloidalem Gold hergestellt wurde, sollte die Zweite sowie zukünftige Chargen eine Gallone hochqualitativen kolloidalen Goldes von 6 PPM bis 8 PPM in ca. anderthalb Stunden herstellen.

Die erste Charge dauert ungefähr drei Stunden, da sie nicht den Vorteil erfährt, mit bereits produzierten, kolloidalem Gold "geimpft" zu werden (dieses "Impfen" ist notwendig, um einen besseren elektrischen Strom in dem destillierten Wasser zu erzeugen). Sobald die erste Charge hergestellt ist, können zukünftige Chargen "geimpft" werden, sodass es weniger Zeit in Anspruch nimmt, diese Chargen herzustellen.

Alle Statistiken in diesem Kapitel basieren auf einem 400-mA-Netzteil (400 mA). Sollte jemand ein 800-mA-Netzteil verwenden, sind die erforderlichen Zeiten wahrscheinlich entsprechend kürzer.

Die Stromversorgung

Es gibt einige wichtige Aspekte bei dieser Methode, wobei jedoch der Schlüssel eine 12-Volt-Gleichstromversorgung ist. Hier sind die entsprechenden Spezifikationen:

Eingang (Standardsteckdose in den USA):
120 Volt Wechselstrom
60 Hz
20 Watt

Ausgabe:
12 Volt DC
400 mA (Milliampere)

Der Ausgangsstrom kann tatsächlich irgendwo zwischen 400 mA und 800 mA angesetzt werden. Um dieses Kapitel zu schreiben, wurden 400 mA verwendet.

Eine physikalisch, visuelle Beschreibung des Aufbaus: Es handelt sich hierbei um Netzteile, die aus einer kleinen schwarzen Box bestehen, wobei der Stecker direkt aus der Box herausragt. Mit anderen Worten: Die Box wird direkt in die Wand gesteckt. Es gibt zwei lange Drähte, die aus der Box herausragen. Was sich am anderen Ende der Drähte befindet, ist nicht relevant, da Sie die Enden abschneiden und die beiden Drähte abisolieren (offensichtlich, während das Netzteil nicht angeschlossen ist).

Solche Netzteile sollten bei jedem Elektrofachhandel erhältlich sein. Sie können in großen Mengen über das Internet zu sehr günstigen Preisen gekauft werden.

Die Golddrähte

Die Golddrähte sollten aus reinem Golddraht von 12 oder 14 Gauge bestehen (wobei 14 Gauge zu bevorzugen sind). Der Goldgehalt sollte sich zwischen 99,95 Prozent und 99,999 Prozent Gold befinden.

Es gibt mehrere Anbieter von Golddraht. Man sollte beachten, dass der Golddraht, ggf. in einer fortlaufenden Länge gekauft wird, damit man sich mehrere Sets von gleich langen Stäben anlegen kann.

Die Gläser

Sie benötigen ein 1-Gallonen-Weithalsglas. Es ist wichtig, dass dieses Glas aus reinem Glas und nicht aus Plastik besteht. Kunststoff kann eine statische Ladung erzeugen.

Der einfachste Weg, ein solches Glas zu erhalten, ist, ein Glas mit eingelegtem Gemüse zu kaufen. In Lebensmittelgeschäften sind die großen Gläser in der Vorratsabteilung oder bei den eingekochten Lebensmitteln zu finden.

Sie benötigen einen Plastiktrichter, der einen sehr breiten Boden hat und einen großen Trichter mit einem schmalen Boden. Die Trichter mit breitem Boden findet man meist in einem Lebensmittelgeschäft, das eine Konservenabteilung hat oder bei einem Händler für Weinzubehör. Diese Trichter sind nicht kritisch, aber sie sind sehr praktisch, wenn man das Wasser von Glas zu Glas gießt.

Sie sollten auch einige dunkle Gläser für die Lagerung des fertigen kolloidalen Goldes besitzen, obwohl dies nicht zwangsläufig angeraten oder nötig ist, da Gold unempfindlich gegenüber Licht und Luft ist. Wenn Sie in der Lage sind, die bernsteinfarbenen Gläser zu kaufen und Sie kolloidales Gold und kolloidales Silber mischen, sollten Sie die Gläser selbstverständlich trotz alledem an einem dunklen Ort aufbewahren. Im Generellen schadet es dem kolloidalen Gold nicht, dunkel gelagert zu werden.

Aufbau der Einheit

Sie benötigen zwei Krokodilklemmen, die zwar klein sein können, aber groß genug sind, um einen Golddraht von 12 oder 14 Gauge aufzunehmen (dies wären mittelgroße Krokodilklemmen bei den meisten Anbietern). Normalerweise sind diese Clips in Packungen mit etwa 10 Krokodilklemmen erhältlich.

Entfernen Sie während der Montage das Netzteil vom Stromnetz, und trennen Sie das Ende des Kabels vom ursprünglichen Netzteil. Legen Sie die beiden Drähte für mehrere Zentimeter frei. Verbinden Sie eine Krokodilklemme am Ende jedes Drahtes.

Klemmen an Draht anbringen

Man kann dies durch einfaches Verzwirbeln erreichen, ein spezielles Verbindungsstück nutzen oder die Drähte verlöten. Verwenden Sie eine rote und eine schwarze Krokodilklemme für die beiden Drähte (oder zwei beliebige unterschiedliche Farben). Es spielt keine Rolle, welche Farbe bei welchem Draht angebracht wird, wobei es üblicherweise so ist, das Rot positiv und Schwarz negativ darstellt.

Optionaler Widerstand

Vielleicht möchten Sie einen 100-Ohm-Widerstand verwenden. Es gibt Vor- und Nachteile, die damit verbunden sind, einen 100-Ohm-Widerstand auf einen der Drähte zu legen.
Die gute Nachricht ist, dass es das Netzteil schützt, sollten sich die zwei Golddrähte versehentlich berühren. Die schlechte Nachricht ist, dass ein 100-Ohm-Widerstand an einem der Drähte die Zeitdauer verdoppelt, die zum Herstellen des kolloidalen Goldes benötigt wird.

Die meisten Leute werden keinen Widerstand benutzen, sondern das Netzteil in eine abschaltbare Steckdosenleiste stecken und mit der Steckdose verbinden.

Golddrähte verbinden

Sie werden dann die Golddrähte an Ort und Stelle montieren, bevor der Prozess als solches gestartet wird. Nach dem Anschließen der Golddrähte schaltet man auch die Steckdosenleiste ein. Wenn sie die Golddrähte zur Reinigung entfernen müssen, schalten sie das Netzteil aus, bevor sie die Golddrähte berühren.

Widerstand anbringen

Wenn Sie einen Widerstand verwenden, müssen Sie ihn bei einem der Drähte (es spielt keine Rolle, bei welchem) zwischen der Stromversorgung und der Krokodilklemme anbringen. Es spielt keine Rolle, in welche Richtung der Widerstand gerichtet ist. Wenn Sie eine LED verwenden, um einen Stromfluss anzuzeigen (was wirklich nicht notwendig ist), legen Sie ihn auf den anderen Draht, d. h., legen Sie ihn nicht auf den gleichen Draht.

Kleiner Handlaser zur Qualitätskontrolle

Zusätzlich empfiehlt es sich definitiv einen kleinen, batteriebetriebenen Handlaser zu kaufen, um zu sehen, wie dicht das kolloidale Gold im Wasser angereichert ist. Nachdem das kolloidale

Gold 20 oder 30 Minuten lang "gekocht" hat, kann man mit dem Laser durch das Glas scheinen und den Laserstrahl senkrecht zum Strahl betrachten. Dies zeigt den Fortschritt des kolloidalen Goldes an.

Mit hölzernem Löffel umrühren

Mit anderen Worten, Ihre Sichtlinie ist senkrecht zum Laserstrahl, der durch das Wasser gerichtet ist. Sie werden bestenfalls einen langen HÖLZERNEN Löffel nutzen, um das kolloidale Gold von Zeit zu Zeit zu rühren. Das Umrühren des kolloidalen Golds verlangsamt den Prozess jedoch etwas. Sie benötigen eine Holzplatte, um die Drähte oben auf dem Glas zu halten. Verwenden Sie auf keinen Fall Metall oder es wird die Golddrähte kurzschließen. Verwenden Sie zum Beispiel ein kleines Schneidebrett mit zwei 0,3 cm großen Löchern, die in der Mitte ca. 2,5 cm voneinander entfernt gebohrt sind. Setzen Sie eine Krokodilklemme auf das Ende jedes Golddrahtes, damit der Draht nicht ins Wasser fällt. Das andere Ende des Golddrahtes wird durch das Loch im Holz geschoben und ragt ins Wasser. So wird das Holzbrett auf der Oberseite des Weithalsglases platziert und hält die Golddrähte an Ort und Stelle. Die Krokodilklemmen sind so positioniert, dass der Golddraht auf etwa 3 cm von der Unterseite des Glases aus herausragt.
Die Golddrähte werden üblicherweise bis zu 30 cm lang sein, je nach verwendetem Glas.

Ausschließlich destilliertes Wasser ist zu empfehlen

Wie bereits beschrieben, wird hier noch mal darauf hingewiesen, ist die einzige Art von Wasser, das Sie verwenden sollten, destilliertes Wasser, das durch Wasserdestillation (nicht Umkehrosmose) destilliert wurde. Alle anderen Wasserarten haben (meist) zu viele Verunreinigungen. Es mag Ausnahmen bei qualitativen Umkehrosmoseanlagen geben, die in jedem Falle auf ihren PPM-Wert hin geprüft werden sollten.
Weist dieser deutlich unter 5 auf, zum Beispiel 2 - 3 PPM kann man wohl bedenkenlos

kolloidales Gold damit generieren, andernfalls jedoch höchstens im Notfall
zur einmaligen Anwendung, eine Lösung generieren.

Verunreinigungen vermeiden

Während Wasserverunreinigungen sogar dabei helfen, das Herstellen des kolloidalen Golds zu beschleunigen, können sich die Mineralien im Wasser an die Goldpartikel binden und schließlich unerwünschte Gesundheitszustände hervorrufen.

KEIN SALZ ODER ANDERE MITTEL ZUM WASSER HINZUFÜGEN

Es ist in jedem Falle sehr schwierig, diese Bedingung umzukehren, also sollte es auch bei der Herstellung mit einem eigens dafür produzierten Goldgenerator entsprechend vermieden werden. KEIN SALZ ODER ANDERE MITTEL ZUM WASSER hinzufügen. Wie bereits erwähnt, während Salz Strom fließen lassen kann, kann es Chloride erzeugen, die mit der Zeit Probleme verursachen können. Dementsprechend sollten auch keine Konservierungsmittel, Mineralien, EDTA, Proteine, Gelatine, Farbstoff, Honig usw. nach der Herstellung hinzugefügt werden.

Leitungswasser für externe Zwecke anwenden

Sie können Leitungswasser verwenden, wenn Sie das kolloidale Gold für EXTERNE Zwecke verwenden. Es ist zehnmal schneller, Leitungswasser anstelle von destilliertem Wasser zu verwenden, da es elektrische Ströme viel besser fließen lässt als destilliertes Wasser. Solches kolloidale Gold sollte jedoch nur für äußere Zwecke verwendet werden.

Schwarzes Wasser ist zu verunreinigt

Egal, welches Wasser Sie verwenden, wenn das Wasser schwarz wird, entsorgen Sie das Wasser entsprechend, denn es enthält zweifelsohne zu viele Verunreinigungen.

Das Wasser erhitzen

Das Wasser wird immer in zwei Teilen eingefüllt. Für den ersten Teil wird zum Beispiel ein halber Liter destilliertes Wasser in das Gefäß gegeben. Dabei handelt es sich um Wasser, das Raumtemperatur aufweist. Im zweiten Schritt wird dann aufgekochtes Wasser hinzugefügt. Dies ist entweder destilliertes Wasser oder destilliertes Wasser aus einer Charge von kolloidalem Gold (dies wird weiter unten erläutert).

Wasser bei Raumtemperatur

So oder so ist das Wasser bei Raumtemperatur zu verwenden. Der Hauptgrund für das Einfüllen dieses Wassers ist, die Glaskanne nicht zu zerbrechen, wenn Sie das kochende Wasser hineingeben.
Der zweite Teil des Einfüllens der Flüssigkeit in das Glas findet dann statt, wenn Sie reines destilliertes Wasser, das auf einen niedrigen Siedepunkt erhitzt wurde, in das Glas einfüllen.

Mit anderen Worten, zuerst 1/2 Liter destilliertes Wasser oder kolloidales Goldwasser,
bei Raumtemperatur, dann tiefsiedendes destilliertes Wasser zusetzen, um den Rest des Glases zu füllen.

Wasser in unbeschichtetem Edelstahltopf erhitzen - niemals in Aluminiumtopf oder beschichteten Töpfen

Erhitzen Sie das destillierte Wasser immer in einem EDELSTAHLTOPF, der nicht beschichtet ist. Verwenden Sie NIEMALS einen Aluminiumtopf oder einen Edelstahltopf, der kupferbeschichtet oder mit einer anderen Beschichtung versehen ist.

Erhitzen, bis es zum Kochen kommt. Dann gießen Sie das heiße Wasser in das Glas, in dem sich bereits das Wasser auf Raumtemperatur befindet. Dies ist einfach, wenn Sie den Weithalstrichter verwenden.

Anweisungen zum Herstellen der ersten Charge von kolloidalem Gold

Die Anweisung zum Kochen Ihrer ersten Charge von kolloidalem Gold ist anders als zu anderen Zeiten. Dies liegt daran, dass Ihre erste Charge nicht den Luxus erfährt, zuvor mit kolloidalem Gold angereichert worden zu sein, um den elektrischen Strom zwischen den Stäben entsprechend geschmeidig fließen zu lassen.

Reines destilliertes Wasser, das einzige Wasser, das Sie für die erste Charge haben, leitet den Strom sehr, sehr schlecht. Die gute Nachricht ist, dass, wenn das kolloidale Gold hergestellt wird, der Strom besser und besser fließen kann. Trotzdem dauert die erste Charge etwa drei Stunden. Stecken Sie das Netzteil in eine Steckdosenleiste, die über einen Ein- / Ausschalter verfügt, sodass Sie die Stromversorgung mit einem Schalter ein- und ausschalten können. Schalten Sie das Gerät aus, damit Sie die Stromversorgung nicht beschädigen, während Sie sich einrichten. Legen Sie die Krokodilklemmen auf die Golddrähte, eine Schwarze auf die Oberseite des einen Drahtes und eine rote Krokodilklemme auf den anderen Draht. Lassen Sie die goldenen Drähte sich niemals berühren, nur für den Fall, dass Sie vergessen haben, auszuschalten und das Gerät bereits eingeschaltet ist.

Stecken Sie die goldenen Drähte durch das Holz in das Wasser und stellen Sie sicher, dass die beiden Drähte sich nicht berühren beziehungsweise die Seite oder den Boden des Glases. Senken Sie die Golddrähte bis auf etwa 3 cm vom Boden des Glasgefäßes.

Notieren Sie die Uhrzeit und schalten Sie das Gerät ein. Alle 4 oder 5 Minuten sollten Sie die Stromversorgung ausschalten. Entfernen Sie die Golddrähte aus dem Glas, wischen Sie die beiden Golddrähte mit einem Papierhandtuch UND einem nichtmetallischen Topfschwamm ab, setzen Sie die Golddrähte zurück ins Wasser, und schalten Sie die Stromversorgung wieder an.

Schwarzen Schmutz vermeiden

All dies ist initial notwendig, um zu verhindern, dass schwarzer Schmutz, der sich auf den goldenen Drähten ansammelt, zum Boden des Glases schwebt.

Dieser Vorgang sollte ungefähr drei Stunden dauern (was die häufigen Stopps einschließt, um die Golddrähte zu reinigen). Das Wasser sollte NICHT milchig oder schwarz werden, aber es darf ruhig hellgelb erscheinen, wenn man es von oben betrachtet. (Diese Zahlen basieren auf einem 400-mA-Netzteil.) Hellgelb ist gut, aber nicht erforderlich.

Der erste Test ist das Laserlicht

Nach der ersten halben Stunde sollten Sie den Laser von Zeit zu Zeit durch das Wasser scheinen lassen und ihn mit einer Sichtlinie betrachten, die senkrecht zum Laserstrahl ist. Sie werden beginnen, den Strahl mit der Zeit heller und dicker zu sehen. Je dicker und heller der Strahl im Wasser erscheint, desto höher ist die PPM-Zahl des kolloidalen Golds.

Wann ist das Goldwasser bereit?

Zu der Zeit, wenn Sie fertig sind, sollte der Strahl rot aussehen (oder welcher Farblaser auch immer verwendet wird), mit scharfen Kanten oben und am Boden des Lichts.

Das ist das Zeichen, dass das kolloidale Gold bereit ist. Nach drei Stunden Produktion und Reinigung sollten Sie in der Lage sein zu sehen, wie diese Art von Laserlicht aussieht.

In Gläser umfüllen

Wenn Sie mit dem Produzieren des kolloidalen Golds fertig sind, geben Sie das Wasser in separate Gläser. Sie benötigen wie gesagt nicht unbedingt eines der ansonsten obligatorischen bernsteinfarbenen, kobaltblauen oder braunen Gläser, da Gold nicht anfällig für die Einwirkung von Licht ist.
Um die nächste Charge kolloidalen Golds zu "säen" sollten Sie die Hälfte dessen, was Sie produziert haben, auch bei Verwendung des eigenen Goldgenerators, zur Seite stellen und ungenutzt lassen. Sie werden die Hälfte dieses Glases wie zuvor beschrieben, abermals verwenden, um die nächste Charge zu "säen". Jede nachfolgende Charge muss aus einer der vorherigen Chargen "ausgesät" werden. Die zweite, dritte Charge und so weiter.

Unterschied zwischen unterschiedlichen Chargen

Es gibt nur zwei Unterschiede zwischen der zweiten Charge, der dritten Charge und der ersten Charge. Der erste Unterschied besteht darin, dass der halbe Liter von destilliertem Wasser, bei Raumtemperatur, das in das Glas gegeben wurde, durch ein halbes Liter kolloidales Goldwasser ersetzt wird, das vorher hergestellt wurde. Dies ist wichtig, um den Stromfluss zu unterstützen und die Zeit zu verkürzen, die für eine Charge benötigt wird.
Der zweite Unterschied besteht darin, dass die zweite, dritte und eventuell folgende Charge nur etwa eineinhalb Stunden benötigen.

Es ist wichtig, die Golddrähte zu rotieren

Mit anderen Worten legen Sie nicht immer den gleichen Golddraht auf die positive Stromquelle, d. h. meistens die rote Krokodilklemme an, und die negative Stromquelle auf die schwarze Krokodilklemme. Wie Sie sicherstellen, dass Sie sie rotieren, liegt an Ihnen, aber die Golddrähte werden viel länger halten, wenn sie mindestens einmal pro Vorgang gedreht werden, obwohl sie selbstverständlich sogar schon während eines Vorgangs gedreht werden können (nachdem sie zum Beispiel gereinigt wurden).

Lagern Sie die Golddrähte in einem dunklen Umschlag oder einem anderen dunklen Ort

Lagern Sie das kolloidale Gold an einem kühlen Ort, aber kühlen Sie das kolloidale Gold nicht im Kühlschrank oder der Gefrierkühltruhe. Lagern Sie die Gläser an einem dunklen Ort. Wenn Sie beispielsweise ein Gurkenglas oder sonstige Einmachgläser kaufen, ist es unmöglich, den Essiggeruch von der Plastikfolie im Deckel zu entfernen.

Sie können den Deckel jedoch einfach entfernen und nicht wiederverwenden.

Außerdem könnten Sie Wachspapier zwischen dem Deckel und dem Glas platzieren.

Wie viel man nun von dem somit hergestellten Goldwasser trinkt, liegt an der individuellen Person und den Umständen, d. h. der generellen Konstitution und aktuellen Verfassung.

Wenn das kolloidale Gold zur Prävention verwendet wird, sind 100 ml von 6 bis 8 ppm kolloidalem Gold pro Tag, alles, was ein Erwachsener im Normalfall benötigt. Wenn es eine Erkältung, eine pandemische Grippe oder eine andere Art von Grippe gibt, ist es am besten, die Tagesdosis zur Vorbeugung zu verdoppeln.

Wenn das kolloidale Gold zu Behandlungszwecken verwendet wird, kann es sein, dass 200 bis 400 ml kolloidales Gold pro Tag, für bis zu 2 oder 3 Wochen notwendig sind.

Wenn Sie das kolloidale Gold für mehrere Wochen auf einmal nehmen müssen, stellen Sie sicher, dass es reines Gold ist, das verwendet wird, und nicht Goldchlorid oder andere Goldverbindungen. Man kann aus Goldchlorid, kolloidales Gold gewinnen, dies ist jedoch nicht Bestandteil der hier ausgesprochenen Empfehlungen.

Freundliche Bakterien im Verdauungstrakt

Manch einer behauptet, kolloidales Gold kann freundliche Bakterien im Verdauungstrakt abtöten. Viele nehmen Probiotika, Lactobacillus acidophilus, Lactobacillus bulgaricus, Joghurt et cetera, um somit eine freundliche Darmflora zu ersetzen. Dies kann hier nicht bekräftigt werden, da davon auszugehen ist, das Gold lediglich den schädlichen Bakterien unzuträglich ist.

Eine alternative Methode, wenn Sie kein Netzteil erhalten können

Wenn Sie nicht in der Lage sind, ein Netzteil zu erhalten, können Sie es durch drei 9-Volt-Radiobatterien ersetzen. Schalten Sie sie in Reihe (d. h. verbinden Sie die drei Batteriekabel negativ auf positiv, lassen eine positive Leitung an einem Ende und eine negative Leitung am anderen Ende offen), sodass sie letztlich 27 Volt ausgeben. Die drei 9-Volt-Batterien ersetzen das Netzteil, bis Sie ein Netzteil erhalten.

Wenn Sie die drei Batterien verwenden, ist es besser, ein Halbliterglas (500 ml) zu verwenden. Wie oben erwähnt, sollte in der ersten Charge destilliertes Wasser verwendet werden, daher kann es eine beträchtliche Zeitspanne in Anspruch nehmen, um die erste Charge herzustellen. Verwenden Sie die obige Technik und legen Sie mindestens 10 Prozent dieser ersten Charge in einen Glasaufbewahrungsbehälter. Dann fügen Sie diese 10 % in die zweite Charge, sodass es nicht so lange dauert, die zweite Charge zu produzieren. Und so weiter.

8. Methoden der Goldsynthese und Übersicht über Kolloide

In den letzten 50 Jahren wurde die Entwicklung kolloidaler Nanopartikelsynthesen aufgrund der enormen technologischen Anwendungsmöglichkeiten und des grundlegenden wissenschaftlichen Interesses intensiv verfolgt. Kolloidale Nanopartikel weisen interessante elektrische, optische, magnetische und chemische Eigenschaften auf, die sich von ihren größeren Pendants deutlich in der Wirkung unterscheiden. Diese Eigenschaften werden durch Parameter wie Größe, Form, Zusammensetzung oder Kristallstruktur bestimmt.

Variieren Größe, Form, Zusammensetzung oder Kristallstruktur, ändern sich die Eigenschaften von metallischen Stoffen ebenso

Ihre einzigartigen Eigenschaften qualifizieren sie für eine breite Palette möglicher Anwendungen in Bereichen wie Medizin, Biotechnologie und Katalyse, wobei kolloidale Nanopartikel zu den am intensivsten untersuchten nanoskaligen Materialien zählen.
Im Prinzip ist es möglich, ihre Eigenschaften in der gewünschten Weise einzustellen, indem einer der oben aufgeführten Parameter gesteuert wird, was im Wesentlichen das Verständnis der Bildungsprozesse erfordert.

Die Grundlagen der Metallkolloidforschung wurden von Michael Faraday im 19. Jahrhundert mit seinen bahnbrechenden Experimenten mit Goldsolen gelegt

Faraday schrieb die rote Farbe einer Lösung der Anwesenheit von kolloidalem Gold zu, das durch Reduktion von gelöstem Chloroaurat mit weißem Phosphor erhalten wurde.

Ein weiterer wichtiger Fortschritt in der Beschreibung des Nanopartikelverhaltens gelang Wilhelm Ostwald am Ende des 19. Jahrhunderts, insbesondere durch seine Theorie des Partikelwachstums über die Ostwaldreifung. Sein Sohn Wolfgang Ostwald wurde einer der einflussreichsten Wissenschaftler auf diesem Gebiet der kolloidalen Chemie zu Beginn des 20. Jahrhunderts und ist der Gründer der deutschen Kolloidgesellschaft. 1925 erhielt Richard Zsigmondy einen Nobelpreis für seine Arbeiten über Kolloide und die Erfindung des Ultramikroskops, das die direkte Beobachtung von in kolloidalen Lösungen enthaltenen Partikeln ermöglichte. Seit der bahnbrechenden Arbeit von Faraday im Jahr 1857 wurden zahlreiche experimentelle Methoden für die Synthese von Metall-, Metalloxid- und Halbleiternanopartikel entwickelt, wie die klassische Reduktion von Chlorgoldsäure in wässriger Lösung durch Trinatriumcitrat. Dieses Syntheseverfahren wurde durch die Arbeit von John Turkevich in den 1950er Jahren fortgeführt (ein Professor für Chemie in Princeton und ein Pionier auf dem Gebiet der Katalyse).

Um die zugrunde liegenden Prozesse der kolloidalen Bildung solcher Synthesen zu erklären, wird die klassische Bekeimungstheorie (von Becker und Döring in den 1930er Jahren entwickelt) immer noch als Basismodell angesehen. Dennoch haben mehrere Studien gezeigt, dass die klassische Nukleationstheorie (CNT) das Wachstum von Nanopartikeln nicht beschreiben kann

Dementsprechend stellte Oxtoby fest, dass die Nukleationstheorie eines der wenigen Gebiete der Wissenschaft ist, in dem die vorhergesagten und gemessenen Raten innerhalb einiger Größenordnungen übereinstimmen und bereits als großer Erfolg gelten.

Infolgedessen werden auch nach mehr als 150 Jahren Forschung auf dem Gebiet der Metallkolloide die Bildungsmechanismen von Nanopartikeln kontrovers diskutiert.

Bisher existiert keine Theorie oder ein theoretisches Modell, das in der Lage ist, die Entwicklung der Partikelgröße oder Größenverteilung umfassend zu beschreiben oder vorherzusagen. Darüber hinaus liegen nur begrenzte Informationen zu den zugrunde liegenden physikalisch-chemischen Prozessen wie dem Reduktionsprozess oder der Stabilität der Kolloide vor.

Bildungsmechanismen von Nanopartikeln werden kontrovers diskutiert

Xia et al. beschrieben diese Situation sehr zutreffend, indem sie feststellten, dass es "im gegenwärtigen Entwicklungsstadium nicht übertrieben ist, zu sagen, dass die chemische Synthese von Metallnanokristallen (wie auch für andere feste Materialien) eher eine Kunst als eine Wissenschaft bleibt".
Beispielhaft für die klassische Citratsynthese von Goldnanopartikeln (Turkevich-Methode) werden unterschiedliche, auch widersprüchliche Mechanismen abgeleitet. Tatsächlich ist es beeindruckend, welche Art von Nanostruktur synthetisiert werden kann, ohne ein tiefes Verständnis der zugrunde liegenden Prinzipien zu haben.

Ein Hauptgrund für diesen Mangel an Wissen ist das Fehlen zuverlässiger experimenteller Informationen über den Partikelwachstumsprozess, insbesondere der Partikelgröße und -konzentration während des Wachstumsprozesses. Die Entwicklung von Versuchsaufbauten für zeitaufgelöste In-situ-Messungen, die die Bestimmung dieser geforderten Information ermöglichen, stellt daher den geeignetsten Ansatz dar, um die Schlüsselschritte der Nanopartikelbildung aufzudecken.
Ziel dieses Kapitels ist es nicht, ein wichtiges Thema in der Kolloidwissenschaft aufzuklären, jedoch eine grundsätzliche Übersicht über die verschiedenen Wachstumsmechanismen und den aktuellen Stand der Technik darzustellen.

Im Allgemeinen werden Goldnanopartikel in einer Flüssigkeit durch Reduktion von Chlorgoldsäure hergestellt

Im Allgemeinen werden Goldnanopartikel in einer Flüssigkeit ("liquid chemical methods") durch Reduktion von Chlorgoldsäure (H [AuCl4]) hergestellt. Nach dem Lösen von H [AuCl 4] wird die Lösung schnell gerührt, während ein Reduktionsmittel zugegeben wird.
Dies führt dazu, dass Au3 + -Ionen zu Au + -Ionen reduziert werden. Dann tritt eine Disproportionierungsreaktion auf, bei der 3 Au + -Ionen zu Au3 + - und 2 Au0-Atomen führen. Die Au0-Atome fungieren als Keimbildungszentrum, um das herum weitere Au + -Ionen reduziert werden. Um zu verhindern, dass sich die Partikel anlagern, wird üblicherweise eine Art von Stabilisierungsmittel zugegeben, das an der Nanopartikeloberfläche haftet. In der Turkevich-Methode der Au-NP-Synthese wirkt Citrat zunächst als Reduktionsmittel und schließlich als Verkappungsmittel, das das Au-NP durch elektrostatische Wechselwirkungen zwischen dem einsamen Elektronenpaar auf dem Sauerstoff und der Metalloberfläche stabilisiert.
Sie können mit verschiedenen organischen Liganden funktionalisiert werden, um organisch-anorganische Hybride mit erweiterter Funktionalität zu erzeugen.

Turkevich-Methode

Die von J. Turkevich et al. 1951 und von G. Frens in den 1970er Jahren verfeinerte Methode, ist die einfachste Verfügbare. Im Allgemeinen wird sie verwendet, um monodisperse kugelförmige Goldnanopartikel herzustellen, die in Wasser mit einem Durchmesser von etwa 10 bis 20 nm suspendiert sind.
Größere Teilchen können ebenso hergestellt werden, dies geht jedoch auf Kosten von Monodispersität und Form. Dabei werden kleine Mengen heißer Chlorgoldsäure mit kleinen Mengen Natriumcitratlösung umgesetzt. Das kolloidale Gold wird sich somit bilden, weil die Citrationen sowohl als Reduktionsmittel als auch als Verkappungsmittel wirken.

Ein Verkappungsmittel wird in der Nanopartikelsynthese verwendet, um das Partikelwachstum und die Aggregation zu stoppen. Ein gutes Cappingmittel hat eine hohe Affinität zu den neuen Kernen, sodass es an Oberflächenatome bindet, was die Oberflächenenergie der neuen Kerne stabilisiert und sie so an andere Kerne bindet.

Goldnanodrähte sind für das dunkle Erscheinungsbild der Reaktionslösung verantwortlich

Kürzlich wurde die Entwicklung der kugelförmigen Goldnanopartikel in der Turkevich-Reaktion aufgeklärt. Es ist interessant festzustellen, dass ausgedehnte Netzwerke von Goldnanodrähten als vorübergehende Zwischenstufe gebildet werden. Diese Goldnanodrähte sind für das dunkle Erscheinungsbild der Reaktionslösung verantwortlich, bevor sie rubinrot werden.

Um größere Partikel herzustellen, sollte weniger Natriumcitrat zugegeben werden (möglicherweise bis zu 0,05 %, wonach es einfach nicht mehr genug gäbe, um das gesamte Gold zu reduzieren). Die Verringerung der Menge an Natriumcitrat wird die Menge an Citrationen reduzieren, die zur Stabilisierung der Partikel zur Verfügung stehen, und dies wird bewirken, dass die kleinen Partikel zu größeren aggregieren (bis die Gesamtoberfläche aller Partikel entsprechend klein genug wird).

Brust-Schiffrin-Methode

Diese Methode wurde Anfang der 1990er Jahre von Brust und Schiffrin entdeckt, und kann zur Herstellung von Goldnanopartikeln in organischen Flüssigkeiten verwendet werden, die normalerweise nicht mit Wasser mischbar sind (wie Toluol). Es handelt sich um die Reaktion einer Chloraurinsäurelösung mit Tetraoctylammoniumbromid (TOAB)-Lösung in Toluol und Natriumborhydrid als Antikoagulans bzw. Reduktionsmittel.

Hier werden die Goldnanopartikel etwa 5 - 6 nm groß sein. NaBH4 ist das Reduktionsmittel und TOAB ist sowohl der Phasentransferkatalysator als auch das Stabilisierungsmittel.

Thiole sind gute Bindemittel, die Aggregation verhindern

Es ist wichtig anzumerken, dass TOAB nicht besonders stark an die Goldnanopartikel bindet, sodass die Lösung im Verlauf von etwa zwei Wochen allmählich aggregiert.

Um dies zu verhindern, kann man ein stärker bindendes Mittel wie ein Thiol (insbesondere Alkanthiole) hinzufügen, das an Gold bindet und eine nahezu permanente Lösung erzeugt. alkanthiolgeschützte Goldnanopartikel können ausgefällt und dann wieder aufgelöst werden. Thiole sind bessere Bindemittel, da eine starke Affinität zu den Gold-Schwefel-Bindungen besteht, die entstehen, wenn die beiden Substanzen miteinander reagieren. Tetradodecanthiol ist ein häufig verwendetes starkes Bindungsmittel, um kleinere Partikel zu synthetisieren. Ein Teil des Phasentransfermittels kann an die gereinigten Nanopartikel gebunden bleiben, dies kann physikalische Eigenschaften wie Löslichkeit beeinflussen. Um so viel von diesem Mittel wie möglich zu entfernen, müssen die Nanopartikel durch Soxhletextraktion weiter gereinigt werden.

Perrault-Methode

Dieser Ansatz, der 2009 von Perrault und Chan entdeckt wurde, verwendet Hydrochinon, um HAuCl4 in einer wässrigen Lösung zu reduzieren, die 15 nm Goldnanopartikelsamen enthält. Dieses saatbasierte Syntheseverfahren ist ähnlich dem bei der fotografischen Filmentwicklung Verwendeten, bei dem Silberkörner innerhalb des Films durch Zugabe von reduziertem Silber auf ihrer Oberfläche wachsen. In ähnlicher Weise können Goldnanopartikel in Verbindung mit Hydrochinon wirken, um die Reduktion von ionischem Gold auf ihrer Oberfläche zu katalysieren. Die Anwesenheit eines Stabilisators, wie Citrat führt zu einer kontrollierten Abscheidung von Goldatomen auf den Partikeln und zu Wachstum. Typischerweise werden die

Nanopartikelsamen unter Verwendung der Citratmethode hergestellt.
Die Hydrochinonmethode wird eher ergänzt verwendet.

9. Kolloidales Gold und Pflanzen

In diesem Kapitel wird einerseits Hintergrundwissen zum Vorkommen von Gold (in Pflanzen) geliefert und andererseits auf die Anwendung von kolloidalem Gold bei Pflanzen eingegangen.

Das Vorkommen von Gold in Pflanzen, wie durch chemische Analyse festgestellt, wurde bereits vor mehr als einem Jahrhundert berichtet (Malte-Brun, 1824). Sorgfältige quantitative Experimente, die von Harrison (1908) mit Baumproben aus einer goldhaltigen Region von British Guiana durchgeführt wurden, zeigten, dass die Goldkonzentrationen in Asche von Holz und Rinde gering waren und zwischen 0,06 ppm (Teile pro Million) lagen), oder 1 Korn pro Tonne, in Rinde bis 0,6 ppm, in Holz aus dem Inneren des Baumes vorlagen. Spätere Forscher berichteten über den Goldgehalt vieler Pflanzenarten aus verschiedenen Gegenden der Welt.

Goldkonzentrationen in Asche von Holz und Rinde: 6 Teile pro Million (ppm)

Obwohl die in einigen Berichten angegebenen Beträge zu groß erscheinen (wie Cannon und andere, 1968), ist die Tatsache, dass Pflanzen, Gold aus der Bodenlösung aufnehmen können, gut etabliert. Die in Pflanzenasche gefundenen Mengen sind gewöhnlich viel kleiner als 1 ppm. Es ist nicht bekannt, dass Gold für den Pflanzenmetabolismus essenziell ist, und daher kann es in Pflanzen als "Ballastelement" klassifiziert werden. Es gibt keine allgemeine oder eindeutige Übereinstimmung unter den Forschern, hinsichtlich der Formen von Gold, die von Pflanzen absorbiert werden - das heißt, ob das absorbierte Gold in kolloidalen Partikeln oder in wasserlöslichen Verbindungen vorliegt. Der Zweck, der in dieser Studie beschriebenen Experimente war es festzustellen, ob Pflanzen einige kolloidale Goldsole und Goldlösungen absorbieren können, die in der natürlichen Umgebung von Pflanzenwurzeln gefunden werden können.

Natürliches Vorkommen von Gold durch industrielle Förderung reduziert

In diesem Kapitel ist der entscheidende Punkt zur Betrachtung dieses Umstandes, dass Gold natürlich in Pflanzen vorkommt, und davon ausgegangen wird, dass dem einerseits ein natürlicher Sinn innewohnt und andererseits Gold somit auch Pflanzen ohne, im Gegenteil eher mit Nutzen, zugefügt werden kann. Zunächst sei erst einmal der Umstand der Vorkommnisse von Gold in der natürlichen Umgebung etwas weiter beleuchtet.
Es kann davon ausgegangen werden, dass Gold aufgrund seiner antimikrobiellen und mineralisch ergänzenden Stoffwechseleigenschaften positive Wirkungen auf Pflanzen ausübt. Heutzutage ist jedoch aufgrund des generellen Raubbaus an Mutter Erde und der damit einhergehenden Reduzierung der natürlichen Goldvorkommen ein Defizit an Gold und anderen essenziellen sowie nicht essenziellen Mineralien und Spurenelementen dominant.

Die Bewegung von Gold in verschiedenen anorganischen geochemischen Umgebungen wurde von Chukhrov (1947), Krauskopf (1951), Goldschmidt (1954), Rankama und Sahama (1955), Cloke und Kelly (1964) und anderen diskutiert. Die Tatsache, dass sich Gold in Pflanzengeweben ablagert, lässt darauf schließen, dass es zusammen mit vielen anderen Metallen in den biogeochemischen Kreislauf eintritt, der zu einer Anreicherung von Metallen der oberen Bodenschichten führt, wie Goldschmidt folglich schloss (1937). Malyuga, (1964) beschrieb die Aufnahme und Disposition von Metallen durch Pflanzen wie folgt: Je nach physiologischer Funktion gelangt das Metall in das Pflanzengewebe oder wird durch Organmoleküle (Proteine, Vitamine, Enzyme) fixiert.

Schwermetalle werden von Pflanzen aufgenommen

Wenn die Pflanze nicht alle Elemente zusammen mit den Grundnährstoffen verwendet, befreit sie sich von ihnen und entsorgt sie in Schutz- und Strukturgewebe oder schließlich in Organen und

Geweben, die erneuert werden oder absterben (Blätter, Wurzeln). Unter allen Bedingungen gibt es eine gewisse Anhäufung von Schwermetallen im organischen Rückstand des Bodens. Mit dem Zerfall der Stängel, Blätter und toten Wurzeln der Pflanze verbleiben die Schwermetalle zusammen mit den stabilsten organischen Verbindungen in der Humusschicht des Bodens.

Goldlagerstätten weisen häufig erhöhte Goldwerte im darüberliegenden Waldboden auf

Studien von Curtin, Lakin, Neuerburg und Hubert (1968) haben gezeigt, dass die Anreicherung von Gold in Torf (humusreichem Waldboden) stattfindet, der Goldlagerstätten überlagert und dass die Analyse dieses Torfs eine nützliche Methode zum Auffinden von Goldlagerstätten sein kann. Der physikalische oder chemische Zustand des Goldes, das sich in Pflanzen und durch die Biosphäre bewegt, war Gegenstand vieler Spekulationen.

Lungwitz (1900) schlug zunächst vor, in der Natur sei Gold in Cyanid gelöst, aber er lehnte diese Theorie später ab, weil nicht einmal Spuren von Cyanid durch die natürliche Zersetzung organischer Materie entstanden seien. Als Nächstes betrachtete er Goldchlorid als eine Verbindung, die in die Vegetation eindringen könnte, bezweifelte jedoch die Wirksamkeit dieser Verbindung, weil nicht erwartet wurde, dass sie "der reduzierenden Wirkung widerstehen würde, die unzählige Zellmembranen und Zellinhalte ausüben müssen". Er berichtete, dass Baumwurzeln auf Gold untersucht worden seien, das sich auf ihnen niederschlagen könnte, aber kein Gold gefunden worden sei, und er betonte die Unmöglichkeit des Auftretens eines solchen Vorkommens.

Maximales Vorkommen von Gold in Blättern

Die relativen Konzentrationen von Gold in Samen, Samenkapseln, Blättern, oberen Zweigen, Stängeln und Wurzeln, wie durch Aktivierungsanalyse bestimmt, wurden von Khotamov, Lobanov und Kist (1966) untersucht. Sie fanden den maximalen Gehalt in Blättern und spekulierten entsprechend, dass nur die Blätter in der biogeochemischen Prospektion für Gold benutzt werden.

Goldlösungsmittel: Goldthiosulfat kann von Pflanzen in einer natürlichen Umgebung absorbiert werden

Chukhrov (1947) gelangte zu dem Schluss, dass die Auflösung von Gold als Bromid und Iodid in der Oxidationszone sulfidartiger Ablagerungen auftrat. Er diskutierte jedoch nicht die Verfügbarkeit dieser Verbindungen für Pflanzen. Listova, Vainshtein und Ryabinina (1966) berichteten über die Auflösung von Gold in Lösungen, die bei der Oxidation von natürlichen Sulfiden wie Blei, Zink und Eisen gebildet wurden. Das Vorhandensein von Karbonaten verschob den Prozess der Sulfidoxidation zu erhöhten Konzentrationen von Zwischenprodukten der Sulfidoxidation. Das Kalziumthiosulfat und das Kalziumpolythionat, die während der Reaktion von Kohlenstoffatomen mit den Produkten der Sulfidoxidation gebildet wurden, erwiesen sich als Goldlösungsmittel. Und da sie leicht lösliche Verbindungen sind, können sie in Oberflächengewässern für eine längere Zeit existieren und ebenso mit diesen migrieren.

Goldchloridlösungen können von Pflanzen in negativ geladene Kolloide von metallischem Gold reduziert werden

Diese Beobachtungen legen nahe, dass Goldthiosulfat von Pflanzen in einer natürlichen Umgebung absorbiert werden kann. In ihrer Goldstudie in Gesteinen, Pflanzen und Gewässern der Darasun-Goldlagerstätte (USSR) schlussfolgerten Aferov, Swjagin, Rosljakowa, Rosljakow, Shaobnin und Epow (1968), dass die Ionenkomplexform die wahrscheinlichste Form der Goldmigration in zeitgenössischen Gewässern ist, und folgerten, dass das Gold, das in Pflanzen auf dieser Lagerstätte gefunden wurde, in dieser Form absorbiert worden war. Ong und Swanson (1969) berichteten, dass bei den Wechselwirkungen von Gold mit verschiedenen Arten natürlicher organischer Säuren das Gold von den organischen Molekülen nicht oxidiert und komplexiert wird, aber organische Konzentrationen im Bereich von 3 - 30 ppm Goldchloridlösungen in negativ geladene Kolloide von metallischem Gold reduzieren können.

Gold kann aufgrund dieser Tatsachen sehr gut als Marker in Pflanzen benutzt werden.

Pflanzen kann jedoch ebenso Gold, zur Heilung und Stärkung zugefügt werden.

Insbesondere bei Setzlingen und Befall von Bäumen kann kolloidales Gold einen essenziellen Beitrag zu starkem und gesundem Wachstum liefern.

10. Anwendung bei Tieren

1. Halten Sie Ihre Haustiere sauber und pilzfrei

Es gibt kein besseres Mittel zur Schmerzreduzierung bei Arthritis und ähnlichen Krankheiten von Tieren - insbesondere in Verbindung von kolloidalem Gold mit dem vorbenannten DMSO beziehungsweise kolloidalem Silber. Es gelten jeweils die gleichen Wirkprinzipien wie beim Menschen. Eine allgemeine Stimmungsaufhellung ist bei der Anwendung von ionischem / kolloidalem Gold festzustellen. Es wirkt als ein natürliches Antibiotikum für Hunde und Katzen, kann aber im Gegensatz zu herkömmlichen Antibiotika zur Vorbeugung von Krankheiten eingesetzt werden. Wenn es also um Ihre tierischen Freunde geht, die an vielen nicht so sauberen Orten herumlaufen und toben, ist es wichtig sicherzustellen, dass sie und ihre Umgebungen die beste Reinigung / Desinfektion erhalten. Sie können Ihre Haustierkäfige und Schlafplätze mit Gold besprühen. Sie können dem Badewasser Ihres Haustiers auch Gold hinzufügen.

Die Menge hängt von der Größe des Tieres ab. Für ein Vogelbad empfehlen wir ein 1/4 einer Tasse, für ein Hunde- oder Katzenbad empfehlen wir eine volle Tasse. Stellen Sie außerdem sicher, dass Sie jedes Mal, wenn Sie die Wasserschüssel auffüllen, einige Milliliter kolloidalen Golds in die Wasserschale Ihres Haustiers geben. Diese einfachen Ergänzungen werden im Leben Ihres Haustieres einen großen Unterschied bewirken.

2. Vermeiden Sie Infektionen

Seien wir ehrlich. Wenn Sie ein Haustier im Freien haben, besonders einen verspielten Hund oder eine Katze, werden diese mit allerlei Kratzern, Schnitten und Verletzungen nach Hause kommen. Oft können diese Verletzungen zu schweren Infektionen führen. Sie können dies vermeiden, indem Sie alle Verletzungen Ihres Haustieres mit Gold besprühen. Gold wirkt als natürliches Antimykotikum und liefert natürliches Antibiotikum für Hunde, Katzen und viele andere

Haustiere. Außerdem hilft es dabei, den Heilungsprozess zu beschleunigen.

3. Behandeln Sie Infektionen

Wenn Ihr Haustier eine Infektion hat oder unter dem Wetter leidet, ist das Beste, was Sie tun können, ihm eine gute Dosis von kolloidalem Gold zu geben. So wie kolloidales Gold gegen Bakterien und Infektionen im menschlichen Körper wirkt, tut es das Gleiche für Haustiere. Geben Sie Ihrem Haustier mehrmals täglich bis zu einer Woche eine orale Behandlung mit Gold. Sie müssen dabei selbst beurteilen, wie viel Gold Ihr Haustier je nach Gewicht und Größe erhält. Große Hunde können zwei- bis dreimal täglich bis zu 10 ml kolloidales Gold verarbeiten. Kleine Hunde sollten zwei- oder dreimal täglich etwa 5 ml Gold erhalten. Sie können die Behandlung entweder oral über eine Spritze (mit entfernter Nadel) oder in das Trinkwasser beziehungsweise in den Futternapf geben.

4. Befreien Sie sich von schlechten Haustiergerüchen

Soviel Sie Ihre Haustiere lieben, müssen Sie zugeben, dass sie manchmal übel riechend sein können. Vor allem, wenn Sie Katzen oder Hunde haben, die gerne ihr Territorium mit Urin markieren. Nun, Sie werden froh sein zu erfahren, dass kolloidales Gold nicht nur natürliches Antibiotikum für Hunde und Katzen ist, sondern auch den Urin von Haustieren (und anderen Tieren) neutralisieren kann. Reinigen Sie einfach den Bereich / Teppich wie gewohnt und sprühen Sie dann kolloidales Gold darüber.

5. Die Hautprobleme Ihres Haustieres heilen

Vom Hautausschlag bis zur Ringelflechte kann praktisch jedes Hautproblem, das Ihr Haustier hat, gelindert werden, indem kolloidales Gold mehrmals am Tag für einige Tage direkt auf den infizierten Bereich gesprüht wird. Es lindert Juckreiz und Hautausschläge, heilt ekzemähnliche trockene, raue Haut in wenigen

Tagen und lässt pickelartige Unebenheiten verblassen. Wenn das Problem hartnäckig ist, ist es eine gute Idee, topische kolloidale Goldgel- oder Cremeprodukte auszuprobieren. Diese natürlichen Antibiotika für Hunde und Katzen können Ihre Anzahl an teuren Tierarztbesuchen und anderen Medikamenten deutlich reduzieren. Goldsalbe sollte also ein integraler Teil Ihres Medizinkabinetts sein. Schützen Sie Ihre Haustiere, Kinder und sich selbst.

6. Magenschmerzen

Ein Tier versucht oft, dies oder jenes, unabhängig davon, wie zuträglich etwas für es ist, zu essen, was nicht immer gut endet. Oft kann dies zu einem schweren Bauchschmerz führen. Eine der besten Behandlungen für Bauchschmerzen Ihres Haustieres ist Gold, das mündlich mehrmals täglich, bis zu einer Woche gegeben wird. Wieder ist es an Ihnen, zu beurteilen, wie viel Gold Ihr Haustier aufgrund seines Gewichts und seiner Größe erhalten soll.
Große Hunde können zwei- bis dreimal täglich bis zu 10 ml kolloidales Gold verdauen. Kleine Hunde sollten zwei- oder dreimal täglich etwa 5 ml Gold erhalten.
Sie können die Behandlung entweder oral über eine Spritze (mit entfernter Nadel) oder in das Trinkwasser beziehungsweise den Futternapf geben.

Infektion

Da kolloidales Gold ein Allround-Anti-Pathogen ist, ist es ein großartiger Schutz für alle möglichen Arten von Krankheiten - sei es bakteriell, pilzartig (Hefe!) oder viral. Außerdem kann es als vorbeugende Maßnahme verwendet werden, wenn die Exposition gegenüber kranken Menschen oder Tieren unvermeidlich ist, und als normaler Haushaltsreiniger zur Desinfektion von Oberflächen und Bereichen die regelmäßig mit Tieren in Kontakt sind.

Haut

Kolloidales Gold kann auch topisch für Hautinfektionen wie Ringelflechte, Wunden und Verbrennungen verwendet werden. Es wirkt beruhigend und repariert Gewebeschäden.
Man sollte jedoch zunächst an einer unempfindlichen Stelle probieren, ob keine allergischen Reaktionen gegen Gold bestehen.

Ohren

Für jene Hunde, die an Ohrinfektionen leiden, kann kolloidales Gold eine gewisse Erleichterung bringen. Die Flüssigkeit kann direkt in die Ohren getropft werden, um Bakterien und Pilze zu bekämpfen.

Augen

Kolloidales Gold kann auch helfen, Augenprobleme wie Infektionen, Allergien, Entzündungen und Risse zu behandeln. Da es nicht reizend wirkt, kann es direkt in die Augen eingetropft beziehungsweise gesprüht werden.

Lunge

Kolloidales Gold ist einer der vielseitigsten natürlichen Immunsystembooster - es kann also nicht nur in einem unglaublich sensiblen Bereich wie den Augen eingesetzt werden, sondern es kann mit einem Zerstäuber in Nebel verwandelt und zur Behandlung von Atemwegsproblemen wie Asthma, Bronchitis und Lungenentzündung eingesetzt werden.

Bedingungen zur Einnahme von kolloidalem Gold

Oral:

Eine allgemeine Richtlinie für die orale Dosierung ist fünf bis zehn Tropfen, zwei bis drei Mal pro Tag. Viele Erkrankungen werden sowohl durch orale als auch durch direkte Anwendung unterstützt (zum Beispiel als Ohrentropfen). Da es im Grunde wie Wasser schmeckt, sollte die orale Dosierung meist keinerlei Probleme darstellen.

Oberflächlich:

Als Wundreiniger verwenden Sie es, um die betroffenen Bereiche mit einem Wattestäbchen zu reinigen. Bei Hautproblemen mehrmals täglich aufsprühen oder als Kompresse verwenden.

Ohren:

Tragen Sie ein paar Tropfen täglich bis zu 10 Tage lang auf das betroffene Ohr oder die betroffenen Ohren auf.

Augen:

Dreimal täglich einen Tropfen auf das betroffene Auge oder die betroffenen Augen auftragen.

Inhalativ:

Vernebler mit kolloidalem Gold mindestens dreimal täglich, Minimum 15 Minuten lang verwenden.

Je kleiner die Partikelgröße des kolloidalen Golds ist, desto größer ist seine Oberfläche und desto höher ist seine Effizienz. Deswegen ist selbst eine Konzentration in entsprechender Partikelgröße, selbst bei 20 ppm noch viel effektiver als andere Marken, die bis zu 500 ppm enthalten.

DOSIERUNG:

Zur Erhaltung: Einmal täglich

Immunaufbau: 2 - 3 Mal täglich

Behandlung eines bestimmten akuten Gesundheitszustandes: bis zu 5 Mal täglich

Kurzfristiger akuter Support: bis zu 7 Mal täglich

Im Folgenden sind einige Richtlinien für die Dosierungen je Behandlung von unterschiedlichen Krankheiten gegeben. Jedoch ist kolloidales Gold nicht dosisabhängig. Wenn Ihr Haustier mit einem akuten Zustand zu tun hat, können Sie viel höhere Dosen des Golds für kurzfristige Hilfe bei der Heilung verabreichen, ohne schädliche Auswirkungen zu bewirken.

Kleine Hunde beziehungsweise Katzen:

o 0,5 kg bis 5 kg - 1 Teelöffel - oder die Hälfte von einer 10 ml-Spritze zwei bis drei Mal pro Tag für 2 Wochen oder mehr

o 5 kg bis 12,5 kg - 1 1/3 Teelöffel

Mittelgroße Hunde:

o 13 kg bis 20 kg - 2 Teelöffel oder 10 ml (eine Spritze) zwei bis drei Mal pro Tag für 2 Wochen oder mehr

Große Hunde:

o 28 kg bis 40 kg - 3 Teelöffel, zwei bis drei Mal am Tag für 2 Wochen oder mehr

o 40 kg bis 50 kg - 3 ½ Teelöffel, zwei bis drei Mal pro Tag für 2 Wochen oder mehr

o 50 kg bis 75 kg - 4 Teelöffel, zwei bis drei Mal am Tag für 2 Wochen oder mehr

o 75 kg bis 100+ kg - 4 Teelöffel, (2 Spritzen voll) zwei bis drei Mal am Tag für 2 Wochen oder mehr

Kolloidales Gold ist bekannt dafür, das Leben vieler Haustiere und Menschen, die anfällig für Viren sind, zu retten. Sogar diejenigen, die so gefährlich sind wie Parvoviren und alle chronischen Flexionen, können durch diese wirkungsvoll vorbeugende und preiswerte Gesundheitsergänzung stark in Schach gehalten werden.

Es ist für einzellige Organismen unmöglich, in Gold resistente Formen zu mutieren, wie es bei allopathischen Antibiotika und antiviralen Mitteln der Fall ist. Das sind großartige Neuigkeiten, denn es bedeutet, dass sich keine Toleranz gegenüber kolloidalem Gold entwickelt.

Ein weiterer wichtiger Punkt bei kolloidalem Gold ist, dass es nicht mit anderen eingenommenen Arzneimitteln interagieren oder interferieren kann, und es entsprechend keine Nebenwirkungen besitzt.

Im Inneren des Körpers erzeugt Gold keine toxischen Ablagerungen und reagiert auch nicht mit der Sauerstoffverstoffwechselung eines Krankheitserregers.

Kolloidales Gold ist ein absolut sicheres, natürliches Heilmittel für viele Gesundheitsprobleme Ihres Haustieres.

11. Schlusswort

Fans von kolloidalem Gold sagen seit Langem, dass es ein echter Powerplayer ist, wenn es um die "Antis" geht: Es ist ein natürliches Antibiotikum, antientzündlich, antiviral und gegen Pilzbefall (antimykotisch). Man kann es extrem günstig herstellen und es besitzt bei richtiger Anwendung keinerlei Nebenwirkungen. Der Anwendungsbereich ist sehr breit gefächert und kann in der Tat helfen, ein sauberes und gesundes Leben, mit mehr Eigenverantwortlichkeit für die Gesundheit des eigenen Körpers, jedoch auch für Kinder und Tiere, zu führen. Gwyneth Paltrow sprüht es zur Desinfektion auf Flugzeugsitze. Familien auf Reisen nutzen es als rundum Waffe zur Desinfektion und um gesund zu bleiben. Schwerkranke schwören auf die Erfolge, die sie mit Gold erzielt haben.

Wie bei allen nicht patentierbaren Medikamenten ist auch bei Gold ein Anrennen gegen die gewinnfokussierte Elite unausweichlich. Aber Bücher, wie das hier Vorliegende, dass dieses altehrwürdige Wissen wieder verbreitet und allgemein verfügbar macht, stellen die Waffe der Wahl im Kampf um ein lebenswerteres Leben mit festem Blick in Richtung echter Selbstverwirklichung dar. In diesem Sinne: Lesen ist Silber, heilen ist Gold.

Es folgt eine abschließende Übersicht über die Hauptbereiche, in denen Gold seine großen Stärken ausspielt:

1. Verbesserte Gehirnfunktion

Eine Studie zeigte, dass Personen, die 30 mg kolloidales Gold pro Tag über den Zeitraum von 4 Wochen konsumierten, Verbesserungen im IQ aufwiesen. Die Studie zeigte auch, dass, wenn die Probanden mit der Einnahme von kolloidalem Gold aufhörten, ihr IQ innerhalb von 90 Tagen auf das gleiche Niveau zurückkehrte, so wie vor der Studie.
Die Ergebnisse dieser Studie wurden im Journal of Frontier Sciences veröffentlicht. Wenn Sie beabsichtigen, kolloidales Gold für eine

verbesserte Gehirnfunktion zu verwenden, betrachten Sie dies optimalerweise als eine Langzeittherapie.

2. Verjüngende Fähigkeiten

Wahrscheinlich einer der meistbesprochenen gesundheitlichen Vorteile von Gold ist seine unglaublich positive Wirkung auf die Drüsen des Körpers. Es hat regulierende Auswirkungen auf die wärmenden Fähigkeiten unseres Körpers, was ein Ende von Schüttelfrost, Hitzewallungen und ständig kalten Füßen bedeutet. Es stimuliert unser Nervensystem,
was tatsächlich einen Druckabfall des Blutdrucks bewirkt. Gold kann auch Ihre Geschlechtsorgane beleben, nicht nur als Aphrodisiakum handeln, aber insbesondere auch Probleme mit Impotenz lindern. Es ist keine Überraschung, dass der Konsum von kolloidalem Gold mit einem längeren, gesünderen Leben in Verbindung gebracht wurde.

3. Arthritis und Gelenkschmerzen

Gold wird seit Jahrhunderten zur Linderung von Schmerzen und Schwellungen bei Arthritis, Schleimbeutelentzündung, Rheuma und Sehnenentzündung eingesetzt.

4. Superentspannend

Gold ist auch dafür bekannt, dass es eine superentspannende Fähigkeit hat, die die meisten Menschen als weit besser beschreiben, als jede Form von Alkohol oder Drogen. Viele Menschen, die an Schlaflosigkeit leiden, schwören darauf. Da es positive Auswirkungen auf unser Nervensystem hat, bewirkt es ein Gefühl von Wohlbefinden und Glück, das besser funktioniert, als verschreibungspflichtige Antidepressiva (lesen Sie bitte, warum Antidepressiva gefährlich sein können, falls Sie Selbige noch konsumieren). Kolloidales Gold wird eine vollständige Entspannung und Beruhigung Ihres gesamten Nervensystems bewirken.

5. Entzündungshemmend

Eine Studie, die in der Ausgabe 1997 des „Journal of Nutritional and Environmental Medicine" veröffentlicht wurde, fand heraus, dass Patienten, denen kolloidales Gold zur Behandlung ihrer Schmerzen bei entzündlichen Erkrankungen wie Arthritis, Sehnen- und Muskelverletzungen gegeben wurde, weitaus weniger Schmerzen hatten als solche, die nur ein Placebo erhielten.

6. Verbesserte Stimmung

Gold hat eine Art harmonisierende Wirkung auf unseren Körper und es kann denjenigen helfen, die unter Angstattacken, Frustration, Melancholie oder unausgeglichenen Gefühlszuständen leiden. Wenn Sie Johanniskraut ausprobiert haben und feststellen, dass es Ihre Stimmung nicht verbessert hat, versuchen Sie, jeden Tag zwischen 15 und 30 mg kolloidalem Gold für einen Zeitraum von mindestens 30 Tagen einzunehmen und sehen Sie, ob diese Therapie für Sie funktioniert.

7. Regulieren Sie das Herz

Gold wird natürlich den natürlichen Rhythmus Ihres Herzens kontrollieren und ihn entspannen, was sogar zu einem niedrigeren Blutdruck führen kann. Manche Menschen beschließen, täglich kolloidales Gold und Silber zu konsumieren. Kolloidales Silber bietet antibakterielle und antivirale Eigenschaften, die bestehende Krankheiten bekämpfen und zukünftige Infektionen verhindern können, und Gold hilft, die geistigen Fähigkeiten zu verbessern, den Körper zu entspannen und zu beleben. Dies ist völlig akzeptabel, auch auf längere Sicht, da beide nicht toxisch sind und nicht miteinander in Konflikt geraten. Wenn Sie Silber nehmen, vermeiden Sie es, einen Metalllöffel zu verwenden, da das Metall im Löffel die positiven Ionen im Silber verändert, und sie so ihre Ladung verlieren, was es wertlos macht.

12. Glossar

AuNPs:

Goldnanopartikel (AuNPs) sind eines der vitalsten und faszinierendsten Nanomaterialien unter den metallischen Nanopartikeln, die in biomedizinischen Anwendungen eingesetzt werden. AuNPs spielen eine wichtige Rolle in der Nanowissenschaft und Nanotechnologie, insbesondere in der Nanomedizin.

Angström-Größe:

Der Ångström oder Angström ist eine Längeneinheit gleich 10 - 10 m (ein Zehnmilliardstel von einem Meter) oder 0,1 Nanometer. Sein Symbol ist Å, ein Buchstabe im schwedischen Alphabet.

In den Naturwissenschaften und der Technik wird oft Ångström verwendet, um Größen von Atomen, Molekülen, mikroskopischen biologischen Strukturen und Längen von chemischen Bindungen, die Anordnung von Atomen in Kristallen, Wellenlängen elektromagnetischer Strahlung und Abmessungen von Teilen integrierter Schaltungen, auszudrücken. Atome von Phosphor, Schwefel und Chlor haben einen kovalenten Radius von etwa einem Ångström, während ein Wasserstoffatom etwa ein halbes Ångström beträgt.
Sichtbares Licht hat Wellenlängen im Bereich von 4000 - 7000 Å.

Die Einheit ist nach dem schwedischen Physiker Anders Jonas Ångström (1814-1874) benannt. Das Symbol wird immer mit einem Ringdiakritikum geschrieben, wie der Buchstabe im schwedischen Alphabet. Der Name der Einheit wird oft ohne diakritisches Zeichen auf Englisch geschrieben, aber die offizielle Definition enthält es.

Apoptose:

Apoptose (von altgriechisch ἀπόπτωσις "fallend") ist ein Prozess des programmierten Zelltods, der in mehrzelligen Organismen auftritt. Biochemische Ereignisse führen zu charakteristischen Zellveränderungen (Morphologie) und zum Zelltod. Diese Veränderungen umfassen Bläschenbildung, Zellschrumpfung, Kernfragmentierung, Chromatinkondensation, chromosomale DNA-Fragmentierung und globalen mRNA-Zerfall. Zwischen 50 und 70 Milliarden Zellen sterben täglich aufgrund von Apoptose bei einem durchschnittlichen menschlichen Erwachsenen. Bei einem durchschnittlichen Kind im Alter zwischen 8 und 14 Jahren sterben ungefähr 20 bis 30 Milliarden Zellen pro Tag.

Im Gegensatz zu Nekrose, die eine Form von traumatischem Zelltod ist, der aus akuter zellulärer Verletzung resultiert, ist Apoptose ein stark regulierter und kontrollierter Prozess, der Vorteile während des Lebenszyklus eines Organismus verleiht. Zum Beispiel tritt die Trennung von Fingern und Zehen in einem sich entwickelnden menschlichen Embryo auf, weil Zellen zwischen den Gliedern Apoptose durchlaufen. Im Gegensatz zu Nekrose produziert Apoptose Zellfragmente, die apoptotische Körper genannt werden, und welche phagozytische Zellen verschlingen und schnell entfernen, bevor der Inhalt der Zelle auf umgebende Zellen übergreift und die benachbarten Zellen schädigen kann.

Da die Apoptose nicht stoppen kann, sobald sie begonnen hat, ist sie ein stark regulierter Prozess. Apoptose kann durch einen von zwei Pfaden initiiert werden. In dem intrinsischen Weg tötet sich die Zelle selbst, weil sie Zellstress wahrnimmt, während sich die Zelle auf dem extrinsischen Weg aufgrund von Signalen von anderen Zellen selbst tötet. Beide Wege induzieren den Zelltod durch Aktivierung von Caspasen, die Proteasen sind oder von Enzymen, die Proteine abbauen. Die beiden Wege aktivieren beide Initiatorcaspasen, die dann Henkercaspasen aktivieren, die dann die Zelle töten, indem sie Proteine wahllos abbauen.

Blut-Hirn-Schranke:

Die Blut-Hirn-Schranke ist eine hochselektive semipermeable Membranbarriere, die das zirkulierende Blut vom Gehirn und der extrazellulären Flüssigkeit im Zentralnervensystem (ZNS) trennt. Die Blut-Hirn-Schranke wird durch Endothelzellen des Gehirns gebildet und ermöglicht den Durchtritt von Wasser, einigen Gasen und lipidlöslichen Molekülen durch passive Diffusion sowie den selektiven Transport von Molekülen wie Glukose und Aminosäuren, die für neuronale Prozesse entscheidend sind. Darüber hinaus verhindert es den Eintritt von lipophilen potenziellen Neurotoxinen über einen aktiven Transportmechanismus, der durch P-Glycoprotein vermittelt wird. Es wird behauptet, dass Astrozyten notwendig sind, um die Blut-Hirn-Schranke zu schaffen. Einige Regionen im Gehirn, einschließlich der zirkumventrikulären Organe, haben keine Blut-Hirn-Schranke.

Die Blut-Hirn-Schranke tritt entlang aller Kapillaren auf und besteht aus engen Verbindungen um die Kapillaren herum, die im normalen Blutkreislauf nicht vorhanden sind. Endothelzellen beschränken die Diffusion von mikroskopischen Objekten (zum Beispiel Bakterien) und großen oder hydrophilen Molekülen in die Zerebrospinalflüssigkeit während sie die Diffusion von hydrophoben Molekülen (O_2, CO_2, Hormone) erlauben. Zellen der Barriere transportieren aktiv Stoffwechselprodukte wie Glukose über die Barriere mit bestimmten Proteinen.
Diese Barriere schließt auch eine dicke Basalmembran ein.

Chloridionen:

Chloride sind Verbindungen des chemischen Elementes Chlor. Dieses kann mit Metallen, Halb- oder Nichtmetallen verbunden vorliegen. Metallchloride wie zum Beispiel Natrium- und Kobaltchlorid sind Salze der Chlorwasserstoffsäure, besser bekannt als Salzsäure (chemische Formel: HCl). Ein solches Chlorid enthält in seinem Ionengitter einfach negativ geladene Chlor(−I)-Ionen Cl− (meist Chloridionen genannt). Nichtmetallchloride wie Chlorwasserstoff, Schwefelchloride, Kohlenstofftetrachlorid (Tetrachlormethan) und Chlordioxid sind als molekulare Verbindungen wesentlich flüchtiger als salzartige Chloride. Chlorhaltige Kohlenwasserstoffe werden in der Organik als Derivate der verschiedensten Verbindungen der Kohlenwasserstoffe betrachtet und benannt. So wird Methan, bei dem ein Wasserstoffatom gegen ein Chloratom ausgetauscht (substituiert) wurde, Chlormethan beziehungsweise Methylchlorid genannt. Hier liegt jedoch nicht wie bei den oben angesprochenen ionischen Verbindungen Chlor als Chloridion vor, sondern ist kovalent mit dem Kohlenstoffatom verbunden. Chlorid ist im eigentlichen Sinne jedoch nur die Kurzbezeichnung für das einfach negativ geladene Chloridion. Organische Amine bilden mit Chlorwasserstoff organische Hydrochloride, die Chloridionen enthalten.

DMSO:

Dimethylsulfoxid (DMSO), ein Nebenprodukt der Holzindustrie und wird seit 1953 als kommerzielles Lösungsmittel verwendet. Es ist auch eines der am besten erforschten, aber am wenigsten verstandenen pharmazeutischen Mittel unserer Zeit. Laut Stanley Jacob, MD, ehemaliger Leiter des Organtransplantationsprogramms an der Oregon Health Sciences University in Portland, erschienen mehr als 40.000 Artikel über diese natürliche Substanz in wissenschaftlichen Zeitschriften, die in Verbindung mit Tausenden von Laborstudien starke Beweise für eine Vielzahl von Eigenschaften liefern. Weltweit wurden etwa 11.000 Artikel über seine medizinischen und klinischen Auswirkungen geschrieben, und in 125 Ländern auf der ganzen Welt, einschließlich Kanada, Großbritannien, Deutschland und Japan verschreiben Ärzte es für eine Vielzahl von Beschwerden einschließlich Schmerz, Entzündung, Sklerodermie, interstitielle Zystitis und Arthritis.

In den Vereinigten Staaten hat DMSO jedoch lediglich die Zulassung der Food and Drug Administration (FDA) zur Verwendung als Konservierungsmittel für Transplantationsorgane und für interstitielle Zystitis, eine Blasenerkrankung. Es ist aus dem Rampenlicht und aus dem Mainstream des medizinischen Diskurses herausgefallen und hat bei einigen dazu geführt, der Propaganda Glauben zu schenken, dass es diskreditiert ist. Die Wahrheit ist komplizierter und doch recht einfach. DMSO löst verschiedenste wasser- und fettlösliche Stoffe und schleust sie, per erhöhter Permeabilität in Zellen ein und erhöht so den Wirkungsgrad von bestimmten Wirkstoffen um ein Vielfaches. Es ist also durchaus als ganzheitliches Konzept zu betrachten und nicht nur als ein exzellentes Schmerzmittel, was außerdem in der Tat bei der Heilung von Knochen, Muskeln und Sehnen hilft.

Dukate:

Der Dukate war eine Gold- oder Silbermünze, die in Europa vom späten Mittelalter bis ins 20. Jahrhundert als Handelsmünze verwendet wurde. Viele Arten von Dukaten hatten während des gesamten Zeitraums verschiedene Metallgehalte und Kaufkraft. Der goldene Dukaten von Venedig erlangte breite internationale Anerkennung, wie das mittelalterliche byzantinische Hyperpyron und der florentinische Gulden oder das moderne britische Pfund Sterling und der US-Dollar.

Das Wort Dukate kommt vom mittelalterlichen lateinischen Ducalis = "in Bezug auf einen Herzog (oder Herzogtum)", und anfänglich bedeutete es wortwörtlich "Herzogsmünze" oder "Herzogtum". Doge Enrico Dandolo von Venedig stellte einen Silberdukaten vor, der mit den Dukaten von Roger II verwandt war. Später wurden die goldenen Dukaten von Venedig jedoch so wichtig, dass der Name Dukate ausschließlich mit ihnen assoziiert wurde und die Silbermünzen Grossi genannt wurden.

Einschleichen:

Unter dem Begriff Einschleichung oder auch Eindosierung wird in der Medizin der Prozess verstanden, in dem am Beginn einer Therapiephase die Dosis eines Medikaments oder die Anzahl therapeutischer Maßnahmen geplant schrittweise und über einen längeren Zeitraum angehoben wird, bis schließlich eine therapeutisch optimale Dosierung erreicht ist.
Durch die allmähliche Steigerung soll sich der Körper langsam an die neuen Gegebenheiten gewöhnen. Durch die langsame Gewöhnung an höhere Dosierungen beziehungsweise häufigere Anwendungen kann beobachtet werden, wie der Patient auf diese Umstellung

reagiert und ob beziehungsweise wie sich der Gesundheitszustand verändert.

Entgiftung:

Entgiftung ist die physiologische oder medizinische Entfernung von toxischen Substanzen aus einem lebenden Organismus, einschließlich des menschlichen Körpers, die hauptsächlich von der Leber ausgeführt wird.
Außerdem kann es sich auf die Zeitspanne beziehen, in der ein Organismus nach längerem Gebrauch einer Suchtmittelsubstanz in die Homöostase zurückkehrt.
In der Medizin kann die Entgiftung durch Entgiftung der Giftaufnahme und die Verwendung von Gegenmitteln sowie Techniken wie Dialyse und (in einer begrenzten Anzahl von Fällen) Chelattherapie erreicht werden.

FDA (Food and Drug Administration):

Die Food and Drug Administration (FDA oder USFDA) ist eine Bundesbehörde des Departments of Health and Human Services der US-Bundesbehörde. Die FDA ist für den Schutz und die Förderung der öffentlichen Gesundheit durch Kontrolle und Überwachung von Lebensmittelsicherheit, Tabakprodukten, Nahrungsergänzungsmitteln, verschreibungspflichtigen und rezeptfreien Arzneimitteln (Medikamenten), Impfstoffen, Biopharmazeutika, Bluttransfusionen, medizinischen Geräten, elektromagnetischer Strahlung, Kosmetika, Tierfutter und Futtermittel und Tierarzneimittel verantwortlich.

HDPE:

Hartplastikflaschen und andere Behälter zur Aufbewahrung von kolloidalem Silber und entsprechenden Derivaten. High-Density-Polyethylen (HDPE) oder Polyethylen High-Density (PEHD) ist ein Polyethylenthermoplast aus Erdöl. Es wird manchmal als "Alkathen" oder "Polyethylen" bezeichnet, wenn es für Rohre verwendet wird. Mit einem hohen Verhältnis von Festigkeit zu Dichte wird HDPE bei der Herstellung von Kunststoffflaschen, korrosionsbeständigen Rohrleitungen, Dichtungsbahnen und Kunststoffhölzern verwendet. HDPE wird üblicherweise recycelt und hat die Nummer "2" als seinen Identifikationscode.

Im Jahr 2007 erreichte der weltweite HDPE-Markt ein Volumen von mehr als 30 Millionen Tonnen. HDPE ist bekannt für sein großes Verhältnis von Festigkeit zu Dichte. Die Dichte von HDPE kann zwischen 0,93 und 0,97 g / cm³ oder 970 kg / m³ liegen. Obwohl die Dichte von HDPE nur geringfügig höher ist als die von Polyethylen, hat HDPE wenig Verzweigung, was zu stärkeren intermolekularen Kräften und Zugfestigkeit führt, gegenüber LDPE.

Der Unterschied in der Festigkeit übersteigt den Unterschied in der Dichte, was HDPE eine höhere spezifische Festigkeit verleiht. Es ist auch härter und undurchsichtiger und kann etwas höheren Temperaturen widerstehen (120 ° C / 248 ° F für kurze Zeiträume). Im Gegensatz zu Polypropylen kann hochdichtes Polyethylen den normalerweise erforderlichen Autoklaven Bedingungen nicht standhalten. Das Fehlen der Verzweigung wird durch eine geeignete Wahl des Katalysators (zum Beispiel Ziegler-Natta-Katalysatoren) und der Reaktionsbedingungen sichergestellt.

Heilverschlimmerung:

Heilverschlimmerung / Herxheimer Reaktion ist eine kurzfristige (von Tagen bis zu einigen Wochen) Entgiftungsreaktion im Körper. Da der Körper entgiftet, ist es nicht ungewöhnlich, grippeähnliche Symptome wie Kopfschmerzen, Gelenk- und Muskelschmerzen, Gliederschmerzen, Halsschmerzen, allgemeines Unwohlsein, Schwitzen, Schüttelfrost, Übelkeit oder andere Symptome zu erfahren.

Dies ist eine normale und sogar gesunde Reaktion, die darauf hindeutet, dass Parasiten, Pilze, Viren, Bakterien oder andere Krankheitserreger effektiv abgetötet werden. Das größte Problem bei der Herxheimer Reaktion besteht darin, dass die Leute aufhören, das Medikament oder die Medikamente einzunehmen, die die Reaktion auslösen, und damit die Behandlung abbrechen, die dazu beiträgt, die Krankheit zu verbessern. Obwohl die Erfahrung Sie nicht besonders gut fühlen lässt, ist die Herxheimer Reaktion tatsächlich ein Zeichen dafür, dass Heilung stattfindet. Die Herxheimer Reaktion ist eine Reaktion des Immunsystems auf die Toxine (Endotoxine), die freigesetzt werden, wenn große Mengen an Krankheitserregern abgetötet werden und der Körper die Toxine nicht schnell genug beseitigt.

Einfach ausgedrückt ist es eine Reaktion, die auftritt, wenn der Körper entgiftet und die freigesetzten Toxine entweder die Symptome, die behandelt werden verschärfen oder ihre eigenen Symptome erzeugen. Wichtig ist, dass die Verschlechterung der Symptome nicht auf ein Versagen der Behandlung hindeutet. In der Regel bedeutet es nur das Gegenteil.

In vitro:

In vitro (d. h. im Glas) werden Untersuchungen mit Mikroorganismen, Zellen oder biologischen Molekülen außerhalb ihres normalen biologischen Kontexts durchgeführt. Umgangssprachlich "Reagenzglasexperimente" genannt, werden diese Studien in der Biologie und ihren Teildisziplinen traditionell in Laborware wie Reagenzgläsern, Kolben, Petrischalen und Mikrotiterplatten durchgeführt. Studien, die unter Verwendung von Bestandteilen eines Organismus durchgeführt wurden, die aus ihrer üblichen biologischen Umgebung isoliert wurden, erlauben eine detaillierte oder bequemere Analyse, als sie meist mit ganzen Organismen durchgeführt werden kann. Ergebnisse von In-vitro-Experimenten können jedoch die Auswirkungen auf den gesamten Organismus nicht vollständig oder genau vorhersagen. Im Gegensatz zu In-vitro-Experimenten werden In-vivo-Untersuchungen an Tieren, einschließlich Menschen und ganzen Pflanzen durchgeführt.

In vivo:

Studien, die in vivo sind (lateinisch für "im Lebendigen"), sind jene, in denen die Wirkungen verschiedener biologischer Einheiten auf ganze lebende Organismen oder Zellen getestet werden. Tiere, einschließlich Menschen und Pflanzen - im Gegensatz zu einem

Gewebeextrakt oder toten Organismus. Dies ist nicht zu verwechseln mit Experimenten, die in vitro ("innerhalb des Glases") durchgeführt wurden, d. h. in einer Laborumgebung unter Verwendung von Reagenzgläsern, Petrischalen usw. Beispiele für Untersuchungen in vivo umfassen: die Pathogenese von Krankheiten durch Vergleich der Wirkungen von bakteriellen Infektionen mit den Effekten von gereinigten bakteriellen Toxinen, die Entwicklung von Antibiotika, antiviralen Medikamenten und neuen Medikamenten im Allgemeinen sowie neue chirurgische Verfahren.

Folglich sind Tierversuche und klinische Versuche wichtige Bestandteile der In-vivo-Forschung. In-vitro-Tests werden oft in vitro durchgeführt, weil sie besser geeignet sind, die Gesamteffekte eines Experiments an einem lebenden Subjekt zu beobachten. Bei der Arzneimittelentdeckung ist beispielsweise die Überprüfung der Wirksamkeit in vivo entscheidend, da In-vitro-Analysen manchmal irreführende Ergebnisse liefern können, die in vivo irrelevant sind (beispielsweise, weil Moleküle ihre Position der in vivo Wirkung, nicht erreichen können, zum Beispiel als Folge eines schnellen Katabolismus in der Leber).

Der englische Mikrobiologe Professor Harry Smith und seine Kollegen Mitte der 1950er Jahre zeigten die Wichtigkeit von In-vivo-Studien. Sie fanden heraus, dass sterile Filtrate von Serum von Tieren, die mit Bacillus anthracis infiziert waren, für andere Tiere tödlich waren, während Extrakte von Kulturflüssigkeit aus dem gleichen Organismus, die in vitro gezüchtet wurden, es nicht waren. Diese Entdeckung von Anthraxtoxin durch In-vivo-Experimente hatte einen großen Einfluss auf Studien zur Pathogenese von Infektionskrankheiten.

Kolloidales Gold:

Kolloidales Gold ist eine Sole oder eine kolloidale Suspension von Nanopartikeln aus Gold in einer Flüssigkeit, gewöhnlich Wasser. Die Flüssigkeit hat normalerweise entweder eine intensive rote Farbe (für Partikel unter 100 nm) oder
blauviolett (für größere Partikel). Aufgrund ihrer optischen, elektronischen und molekularen Erkennungseigenschaften sind Goldnanopartikel Gegenstand umfangreicher Forschung mit vielen

potenziellen oder versprochenen Anwendungen und Materialwissenschaften.

Die Eigenschaften von kolloidalen Goldnanopartikeln und somit ihre Anwendungen hängen stark von ihrer Größe und Form ab. Beispielsweise weisen stäbchenförmige Partikel sowohl einen transversalen als auch einen longitudinalen Absorptionspeak auf, und eine Anisotropie der Form beeinflusst ihre Selbstorganisation.

Die Synthese von kolloidalem Gold, die seit der Antike verwendet wurde, war entscheidend für den Lykurgus-Cup aus dem 4. Jahrhundert, der je nach Standort der Lichtquelle seine Farbe ändert. Später wurde er als Methode zur Färbung von Glas verwendet.

Während des Mittelalters war lösliches Gold, eine Lösung mit Goldsalz, für seine heilende Wirkung bei verschiedenen Krankheiten bekannt. Im Jahr 1618 veröffentlichte Francis Anthony, ein Philosoph und Mitglied der Ärzteschaft, ein Buch namens Panacea aurea, sive Tractatus duo de ipsius auro potabili [8] (Latein: Goldtränke oder zwei Behandlungen von trinkbarem Gold). Das Buch stellt Informationen über die Bildung von kolloidalem Gold und seine medizinische Verwendung vor. Etwa ein halbes Jahrhundert später veröffentlichte der englische Botaniker Nicholas Culpepper 1656 das Buch Treatise of aurum potabile, das ausschließlich die medizinische Verwendung von kolloidalem Gold behandelte.

Kolloide:

In der Chemie ist ein Kolloid ein Gemisch, in dem eine Substanz mikroskopisch dispergierter unlöslicher Teilchen in einer anderen Substanz suspendiert ist. Manchmal wird die dispergierte Substanz allein als das Kolloid bezeichnet. Der Begriff kolloidale Suspension bezieht sich eindeutig auf die Gesamtmischung (obwohl ein engerer Sinn des Wortes Suspension von Kolloiden durch größere Partikelgröße unterschieden wird). Im Gegensatz zu einer Lösung, deren gelöster Stoff und Lösungsmittel nur eine Phase bilden, hat ein Kolloid eine dispergierte Phase (die suspendierten Teilchen) und eine kontinuierliche Phase (das Medium der Suspension). Um sich als

Kolloid zu qualifizieren, muss es sich um eine Mischung handeln, die sich nicht absetzt oder sehr lange dauern würde, um sich merklich abzusetzen.

Nitrat:

Nitrate sind die Salze und Ester der Salpetersäure (HNO_3). Die Salze haben die allgemeine Zusammensetzung M^INO_3 (M^I: einwertiges Kation). Einige der Salze werden mit dem historischen Trivialnamen Salpeter bezeichnet.

Polymorph:

Auch pleomorph/polymorph, vielgestaltig. Im Gegensatz zu monomorph, eingestaltig. Bei Neoplasien wird die Gestalt der Tumorzellen bewertet. Je unterschiedlicher (pleomorpher) die Tumorzellen untereinander sind, desto geringer ist der Tumor meist differenziert. Dies gilt allerdings nicht für alle Tumoren. Goldnanopartikel, (als AuNPs bezeichnet) weisen gemäß der ersten Studie, die an tumortragenden Mäusen durchgeführt wurde, eine "dosisabhängige Zytotoxizität" auf.

Toxine:

Ein Toxin (aus dem Altgriechischen: τοξικόν, translit, Toxikon) ist eine giftige Substanz, die in lebenden Zellen oder Organismen produziert wird. Synthetische Giftstoffe, die durch künstliche Prozesse entstehen, sind somit ausgeschlossen. Der Begriff wurde erstmals von dem organischen Chemiker Ludwig Brieger (1849 - 1919) verwendet.

Toxine können kleine Moleküle, Peptide oder Proteine sein, die bei Kontakt mit oder Absorption durch Körpergewebe, die mit biologischen Makromolekülen wie Enzymen oder zellulären Rezeptoren interagieren, eine Krankheit verursachen können. Toxine variieren stark in ihrer Toxizität und reichen von gewöhnlich geringfügig (wie ein Bienenstich) bis fast sofort tödlich (wie Botulinumtoxin).

Giftstoffe werden oft von anderen chemischen Mitteln durch ihre Produktionsmethode unterschieden - das Wort Toxin gibt keine Methode der Lieferung an.

Zytotoxizität:

Zytotoxizität ist die Eigenschaft, toxisch für Zellen zu wirken. Beispiele von toxischen Arten von Gift, zum Beispiel von der Puffotter (Bitis arietans) oder der braunen Einsiedlerspinne (Loxosceles reclusa). Das Behandeln von Zellen mit der zytotoxischen Verbindung kann zu einer Vielzahl von Zellschicksalen führen. Die Zellen können eine Nekrose erleiden, bei der sie die Membranintegrität verlieren und als Ergebnis der Zelllyse rasch absterben. Die Zellen können aktiv aufwachsen und sich teilen (eine Abnahme der Zelllebensfähigkeit), oder die Zellen können ein genetisches Programm des kontrollierten Zelltods (Apoptose) aktivieren.

Zellen, die einer Nekrose unterliegen, zeigen typischerweise eine rasche Schwellung, verlieren die Membranintegrität, schalten den Metabolismus aus und geben ihren Inhalt an die Umgebung ab. Zellen, die in vitro eine schnelle Nekrose durchlaufen, haben keine ausreichende Zeit oder Energie, um eine apoptotische Maschinerie zu aktivieren und werden keine apoptotischen Marker exprimieren. Die Apoptose ist durch gut definierte zytologische und molekulare Ereignisse gekennzeichnet, einschließlich einer Änderung des Brechungsindex der Zelle, zytoplasmatischer Schrumpfung, Kernkondensation und Spaltung von DNA in regelmäßig große Fragmente. Zellen in Kultur, die Apoptose durchlaufen, erfahren schließlich eine sekundäre Nekrose. Sie werden den Stoffwechsel ausschalten, die Integrität der Membran verlieren und lysieren.

www.ingramcontent.com/pod-product-compliance
Lightning Source LLC
Chambersburg PA
CBHW071213220526
45468CB00002B/582